이석증 겪어본 신경과 전문의의 어지럼증 해결법

어지럼 극복 혁명

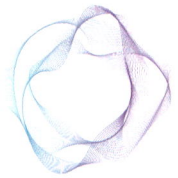

이석증 겪어본 신경과 전문의의 어지럼증 해결법

어지럼 극복 혁명

박재현 지음

두드림미디어

들어가는 말

어지럼,
이제는 해결할 수 있습니다

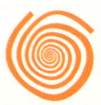

"그냥 참고 견뎌 보세요. 시간이 지나면 나아질 거예요."
"스트레스 때문입니다. 정신과에 가보시는 게…."

어지럼으로 병원을 찾았을 때 이런 이야기를 듣고, 어지럼을 참고 견디는 분들이 많습니다. 하지만 정말 그냥 기다리는 것이 최선일까요?

병원에 가도 어지럼의 원인을 찾지 못했고, 약을 먹어도 깨끗하게 낫지 않았고, 이석증 치료를 받아도 여전히 어지럽다면 숨어 있는 '진짜 해결책'이 있는 것입니다. 그리고 이 책 속에 어지럼에서 벗어날 수 있는 진짜 해결책을 담았습니다.

이 책은 다음과 같은 분들에게 필요합니다.
- 갑자기 찾아온 어지럼으로 고통받고 계신 분
- 이석증이 의심되지만 당장 병원에 가기 어려운 분

- 이 병원 저 병원 다니면서 어지럼 치료를 받았지만 원인도 모르겠고, 나아지지도 않는 분
- "그냥 참아"라는 말만 들어온 분
- 약에 의존하지 않고, 완전히 나아지고 싶은 분
- 이제는 정말 지긋지긋한 어지럼에서 벗어나고 싶은 분

어지럼 전문 신경과 의사가 되기까지…

저는 신경과 전문의로 매년 수천 명의 어지럼 환자를 진료합니다. 갑자기 세상이 빙글빙글 도는 듯한 극심한 어지럼이 생겨서 오는 분, 이유도 모른 채 수년째 어지럼으로 고통받는 분, 이석증 치료를 받았는데 다시 어지러운 분까지….

그런데 이런 분들이 자주 듣는 말이 있습니다. "이 병은 원래 그래요", "특별한 치료법이 없어요", "그냥 약을 꾸준히 드세요" 그리고 대부분의 사람들은 이런 말만 듣고, 어지럼이 해결되지 않은 채 포기합니다.

처음 의사가 됐을 때, 저 역시 이런 어지럼에는 딱히 치료가 없다고 생각했습니다. 뇌를 전문으로 보는 의사였기에, 뇌경색 같은 중증 질환 여부를 확인하기 위한 뇌 CT나 MRI를 찍어 보고, 정상이면 약만 처방하며 증상을 두고 봤고, 어지럼은 그저 예민한 환자의 특징이라고만 생각했습니다. 그러나 17년간 신경과 의사로 수많은 환자를 만나며 다음과 같은 것을 깨달았습니다.

- 약만으로는 어지럼이 해결되지 않는다.
- 병원 진료를 받아도 근본적인 원인을 놓치는 경우가 많다.
- 잘못된 생활 습관이 어지럼을 '끝없이' 재발시킨다.
- 위험하지 않은 어지럼도 삶의 질을 많이 떨어뜨린다.

제가 가장 많이 마주치는 환자는 이석증에 걸렸다가 나았지만 '여전히' 어지러운 분들입니다. 이분들은 기존에 다니던 병원에서 간단한 검사 후에 약을 먹었으나 어지럼이 재발했고, 결국 심리적인 문제이니 정신과에 가야 한다는 진단을 받게 됩니다. 저는 이런 분들의 이야기를 듣고, 숨어 있는 어지럼의 원인을 찾기 위해 노력했습니다.

가장 흔한 원인은 경미한 이석증이 남아 있는 것이었습니다. 경미한 이석증을 의사들은 별것 아닌 것으로 치부해버려 꼼꼼하게 체크하지 않았던 것입니다. 또한 '만성 후유어지럼(지속체위지각어지럼)'이라는 증상이 원인인 경우도 많습니다. 심한 어지럼 이후에도 어지럼이 계속되는 이 증상은 단순히 심리적 문제가 아닙니다. 그런데도 많은 의사들이 이를 단순 심리적인 문제로 치부하고, 정작 중요한 환자의 전체적인 삶은 고려하지 않고 있습니다.

매일매일 일상 속에 어지럼을 겪는다는 것은 상상 이상으로 힘든 일입니다. 신발을 신으려 고개를 숙일 때, 갑자기 일어설 때, 누가 불러서 뒤돌아 볼 때마다 생기는 어지럼으로 매 순간 조심해야 합니다. 잠깐이면 괜찮을지 몰라도 몇 달, 몇 년씩 지속되는 어지럼은 재앙과도 같습니다.

뇌를 다루는 신경과 의사로서, 저는 이를 해결하기 위해 어지럼을 다른 시각에서 바라봤습니다.

대부분은 어지럼이 '귀의 문제'라고 생각하지만, 사실은 귀와 뇌의 문제입니다. 따라서 뇌기능, 신경 조절, 생활 습관까지 종합적으로 살펴야 완전한 해결이 가능합니다. 따라서 의사는 환자의 전체적인 삶을 고려하고, 어지럼에 대한 두려움을 없애기 위해 노력해야 하며, 재발했을 때의 대응법을 잘 알려줘야 합니다.

유튜브 활동은 그러한 저의 노력 중 하나입니다. 사실 처음 영상을 올린 목적은 가까운 사람의 치료를 위함이었습니다. 당시에는 제대로 따라할 만한 어지럼 치료 영상이 마땅치 않았고, 진료를 본 환자분들과 이석증에 걸린 먼 곳에 있는 지인들을 위한 참고자료가 필요했습니다. 그래서 직접 이석증 자가 진단과 치료 영상을 만들었고, 생각 외로 많은 분들이 제 영상을 통해 도움을 받는 모습을 보고 저도 즐거운 마음으로 영상을 제작하고 있습니다.

바쁜 진료시간 틈틈이 혼자 기획하고, 진료 끝나고 혼자 병원에 남아서 촬영하다 보니 전문 PD를 고용해서 비싼 돈을 들

채널의 현재 조회수는 5,295,257회입니다.		
조회수	시청 시간(단위: 시간)	구독자
529.5만	32.4만	+6.2만

'신경과전문의 박재현' 채널 최근 조회수

여 찍은 영상들과 퀄리티 차이는 있을지도 모릅니다. 하지만 어느새 채널의 조회수는 500만 회를 넘겼습니다.

"영상 보고 따라 했더니 정말 좋아졌어요!"
"어지럼 치료는 포기하고 살았는데, 이제는 희망이 보여요."
"이제 어지럼에 대한 두려움이 없어졌어요."

채널에 달린 위와 같은 댓글들이 이 책을 쓰게 된 이유이자, 힘입니다.

어지럼 치료의 3가지 핵심
제가 알려드리는 어지럼 치료의 3가지 핵심은 다음과 같습니다.

1. 적절한 운동 치료 - 증상과 원인에 맞는 맞춤형 운동법
2. 올바른 생활 관리 - 수면, 식사, 뇌 건강 관리
3. 약물 치료 - 필요한 경우에 보조적으로 사용

그리고 그에 따라 이 책에서는 다양한 어지럼증의 원인과 약 없이도 어지럼을 해결하는 운동법, 증상별 맞춤 치료와 재발 방지 방법, 수백만 원의 의료비를 아낄 수 있는 생활 습관 등에 관해 다룰 것입니다.

물론 위험한 어지럼이나 고령자, 기저질환이 있는 경우는 먼저 병원 진료를 받으셔야 합니다. 하지만 대부분의 어지럼은 책에서 제시하는 방법들로 충분히 해결할 수 있습니다. 이 책을 집어든 분들도 이미 진료를 받고 검사를 한 분들이 대부분이겠지만, 그런 분들에게도 이 책이 큰

도움이 될 것으로 확신합니다. 제대로 진단받지 못한 분들에게는 더욱 좋겠죠.

　쉽고 자세한 설명을 위해 일러스트레이터에게 맡기지 않고 제가 직접 일일이 그리거나 골라서 편집한 그림을 자료로 넣었고, 직접 촬영한 치료법 사진과 QR코드로 연결된 영상도 담았습니다. 이것들만 제대로 활용해도, 수개월의 시간과 수백만 원의 병원비를 절약할 수 있습니다. 새로운 치료법과 연구 결과는 언제나 저의 유튜브 채널 '신경과전문의 박재현'에 지속적으로 올라오니, 이 역시 관심을 가져주시면 치료에 도움이 될 것입니다.

　이제 저와 함께 어지럼에서 벗어나 새로운 삶을 되찾으세요. 당신도 할 수 있습니다.

신경과 전문의
박재현

차례

들어가는 말

어지럼, 이제는 해결할 수 있습니다   4

· 제1장 · 어지럼의 진짜 원인

어지럼은 왜 생길까?	16
5분 안에 나의 어지럼 원인 진단하는 법	19
꼭 알아야 할 어지럼 주요 원인 5가지!	24
빙글빙글 vs. 어질어질, 나의 어지럼 유형 진단하기	27
갑자기 어지러울 때, 응급 대처 방법	30
뇌졸중이 의심되는 어지럼, 이런 증상 보이면 응급실로!	33
갑작스러운 어지럼, 병원 가기 전 꼭 확인해야 할 증상 3가지	35

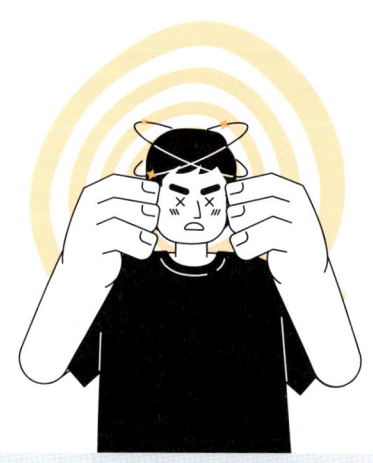

· 제2장 · 이석증, 이렇게 하면 낫는다!

이석증의 정확한 이름 : 양성 발작성 체위성 현훈	40
이석증? 이 5가지 증상이면 확인 가능	42
귓속에 물과 돌이 있다고? - 반고리관과 이석기관	46
이석증이 생기는 원인	52
신경과 전문의가 직접 겪은 이석증 이야기	60
이석증이 또? 당황하지 말고 이렇게 하세요 - 이석증 응급 대응법	63
이석증 자가 진단 - 병원 안 가고 확인하는 방법	68
이석 바로잡기 운동 - 병원 가지 않고 5분 만에 해결하는 법	76
후반고리관 이석 바로잡기 운동 - 에플리법	79
수평반고리관 이석 바로잡기 운동 - 바비큐법	82
치료가 어려운 이석증, 팽대부릉정 이석증	85
잘 낫지 않는 팽대부릉정 이석증, 이렇게 치료하세요	88
전반고리관 이석증 치료	91
이석증 습관화 운동법 - 이석증이 약간만 남았거나 방향을 모를 때	93
이석증 치료하셨나요? 이제 이것을 조심하세요	95
이석증 치료 후에도 어지러우신가요?	98
이석증 후 운동, 이렇게 시작하세요	100
이석증은 약으로 치료 못하나요?	102
이석증 재발 예방, 이것만은 꼭 알아두세요	104

· 제3장 · 어지럼을 부르는 7가지 원인과 해결책

아직 계속 어지러운데… 만성 후유어지럼	110
어지럼이 남긴 상처, 만성 후유어지럼의 원인	114
만성 후유어지럼 맞춤 치료법	117
가슴 두근거림과 어지럼, 자율신경장애	121
왜 나만 어지럽지? 뇌 감각이 예민한 사람들의 이야기	126
뇌가 보내는 SOS – 신경혈관성(편두통성) 어지럼	129
갑자기 생긴 어지럼, 혹시 뇌 질환? – 위험한 어지럼의 종류	134
만성 어지럼과 피로, 집중력 감소 – 기립 못견딤증	138
기립 못견딤증 – 혈압이 떨어질 때 vs. 맥박이 올라갈 때	141
아침에 일어날 때 어지러우면? 생활 습관부터 바꿔야 합니다	144
신경염증 때문에 어지러운 전정신경염	146
전정신경염의 회복 과정 – 진단부터 완치까지	150
메니에르병 – 특징과 발병 원인	153
메니에르병 재발 방지를 위해 지켜야 할 생활 수칙	157

제4장 · 누구나 쉽게 따라 하는 어지럼 재활 운동

어지럼 완치 및 예방 비법 – 약보다 중요한 것은 운동과 하루하루의 일상   162
어지럼 치료의 시작 – 어지럼 재활 운동 1단계   168
완전한 회복을 위한 비법 – 어지럼 재활 운동 2단계   175
치료의 완성 – 어지럼 예방 운동 프로그램   179
일어날 때 어지럼 치료 운동   187
어지럼으로 걷기도 어려운 분들을 위한 단계별 운동법   192

제5장 · 어지럼 완치 핵심 생활 수칙

나쁜 음식과 좋은 음식 – 먼저 나쁜 음식부터 피하자   198
수면 부족이 어지럼을 부른다 – 잠 잘 자는 법   202
행복한 뇌가 어지럼을 치유한다   211
어지럼 치료를 위한 뇌 훈련 – 호흡법과 명상   227
먹기만 하면 좋아진다는 영양제, 정말 효과 있을까?   233
어지럼 약물의 문제 – 의존성과 부작용   239

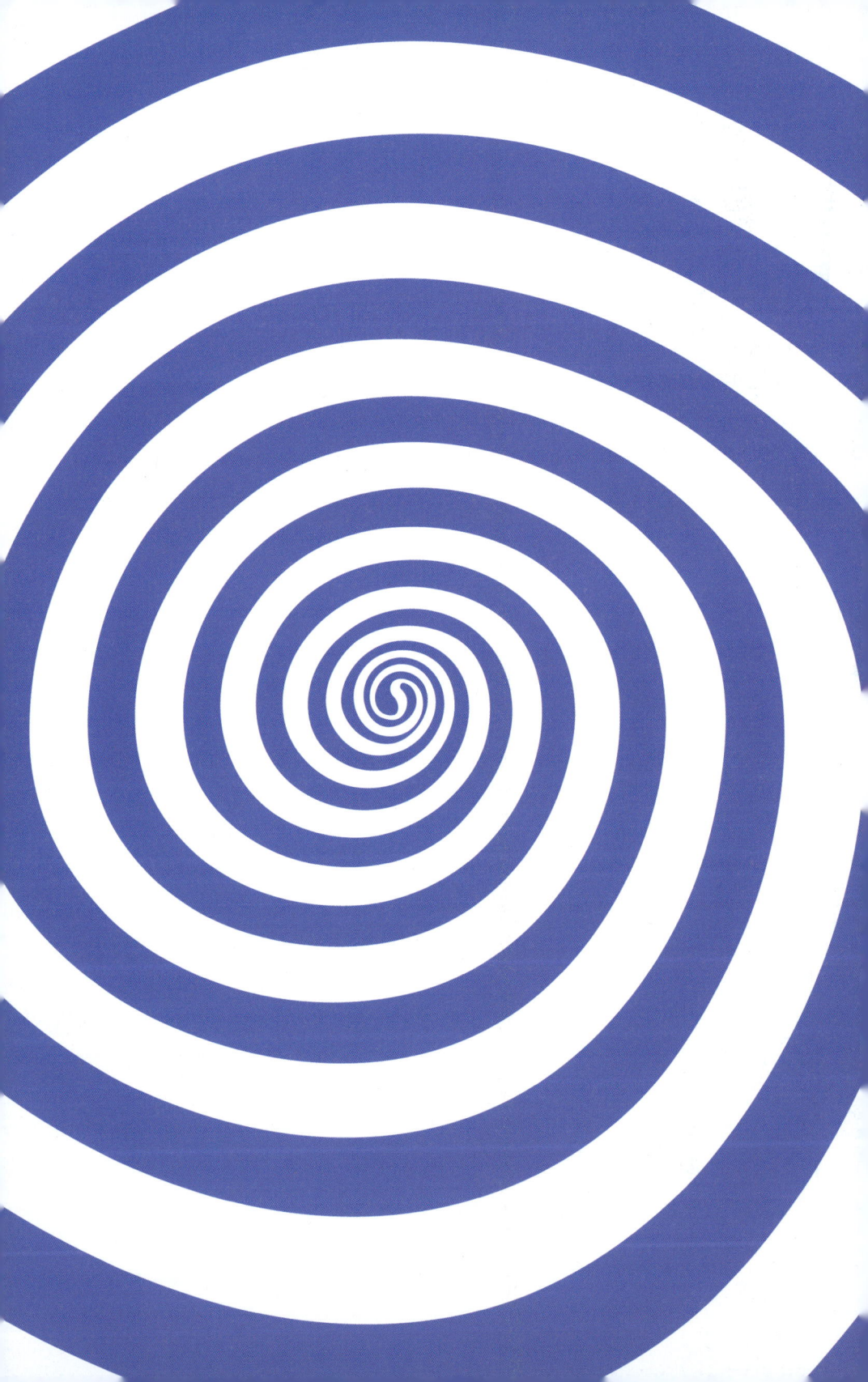

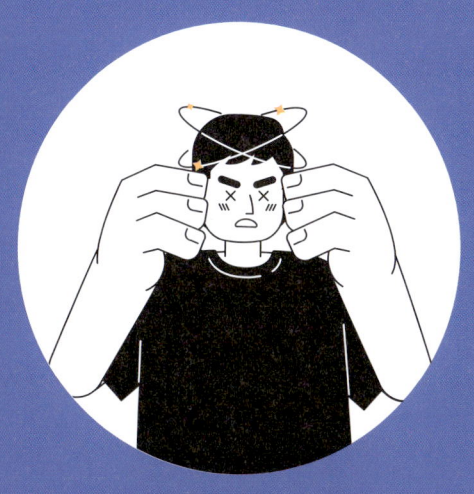

· 제1장 ·
어지럼의 진짜 원인

어지럼은
왜 생길까?

우리는 모두 어지럼을 경험해본 적이 있습니다. 놀이공원에서 회전목마를 타다가 또는 멀미가 심한 배를 타고 있을 때 속이 울렁거리고 어지러워진 경험이 있으시죠? 때로는 아무 이유 없이 갑자기 어지러워질 때도 있고요.

매일 아침 일어나 걸어 다니고, 계단을 오르내리고, 자전거를 타는 일들이 당연하게 느껴질 수 있습니다. 그러나 이 모든 동작에는 다음과 같은 우리 몸의 정교한 균형 시스템들이 작동하고 있습니다.

1. 눈 – 우리 몸의 내비게이션

눈은 우리의 위치와 주변 환경을 파악하는 내비게이션입니다. 한번 눈을 감고 한 발로 서 있어 보세요. 금방 휘청거리게 될 것입니다. 그만큼 시각 정보는 중요합니다.

2. 귓속 균형 센서 – 우리 몸의 수평계

스마트폰을 옆으로 돌리면 화면이 자동으로 가로에서 세로로 바뀌는 것을 보셨나요? 우리 귓속에도 이와 비슷한 '균형 센서(전정기관)'가 있습니다. 머리가 어느 쪽으로 기울어졌는지, 어떻게 움직이는지를 감지하죠.

3. 근육과 관절 - 우리 몸의 자세 감지기

발바닥과 모든 관절에는 수많은 감각 센서가 있습니다. 마치 자동차가 도로의 상태를 감지하듯, 우리 몸이 어떤 자세인지 계속해서 뇌에 알려줍니다.

4. 뇌

앞선 3가지 감각은 모두 뇌로 들어가 균형감각을 완성합니다. 그리고 뇌는 다시 각 근육에 신호를 보내 제대로 서고 걸을 수 있게 하고, 머리의 움직임을 통해서도 보고 싶은 것을 바라볼 수 있게 해줍니다.

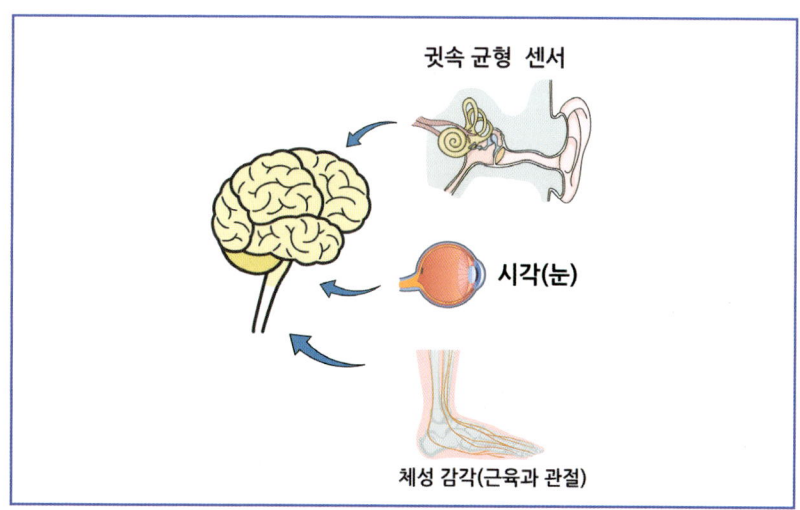

전정기관(귀), 시각(눈) 그리고 발과 다리에서 올라오는 체성 감각이 뇌로 모여 우리 몸의 균형을 잡을 수 있습니다. 이 중에 하나라도 문제가 생기면 균형감각이 떨어져서 비틀거리거나 어지럼을 느낍니다.

출처 : iStock by Getty Images(이하 동일)

어지럼은 왜 생길까?

이 3가지 감각과 균형감각을 처리하는 뇌 중 하나라도 문제가 생기면 어지러울 수 있습니다. 차 안에서 스마트폰을 볼 때를 생각해보세요. 눈은 멈춰 있는 화면을 보고 있는데, 귀의 균형 센서는 차가 움직인다고 알려줍니다. 서로 다른 정보를 받은 뇌는 혼란스러워하고, 어지럼을 느끼게 됩니다.

잠이 부족하거나 스트레스를 많이 받았을 때도 어지러울 수 있습니다. 저혈압이 있을 때도 쓰러질 듯한 어지럼을 느낍니다. 이는 모두 뇌가 감각 정보를 제대로 처리하지 못해서 생기는 현상입니다.

5분 안에 나의 어지럼 원인 진단하는 법

다음의 4가지 질문으로 어지럼의 원인을 어느 정도 찾을 수 있습니다.

1. "어떤 느낌의 어지럼인가요?"

어지럼은 누구나 한 번쯤 겪어봤을 불편한 증상입니다. 하지만 막연히 '어지럽다'라고 하는 것보다, 어떤 식으로 어지러운지 구체적으로 표현하는 것이 어지럼의 원인을 찾는 데 큰 도움이 됩니다.

처음에는 "그냥 어지러워요"라고 하는 경우가 많습니다. 그러나 자세히 이야기를 나눠 보면, 각자 느끼는 어지럼이 조금씩 다르다는 것을 알 수 있죠. 누군가는 세상이 빙글빙글 도는 것 같다고 하고, 어떤 분은 걸을 때 비틀거린다고 하고, 어떤 분은 눈앞이 아찔하다고 표현합니다.

'빙글빙글', '비틀비틀', '어찔어찔', '몽롱한' 어지럼. 이처럼 어지럼은 크게 4가지 유형으로 나눌 수 있고, 각각의 유형마다 흔한 원인 질환들이 있습니다. 이에 관한 내용은 27쪽 나의 어지럼 유형 진단하기에서 자세히 말씀드리겠습니다.

2. "언제부터 어지럽기 시작했나요?"

어지럼이 언제부터 시작됐는지, 얼마나 오래 지속되는지 아는 것은 원인을 찾는 데 큰 도움이 됩니다. 어지럼의 시점은 크게 3가지로 나눌 수 있습니다.

(1) 최근 갑자기 시작된 어지럼

갑자기 생긴 어지럼은 **지속 시간**이 중요합니다. 짧게 2~3분 이내로 어지럼이 끝난다면 이석증, 몇 시간 동안 지속되면 메니에르병을 의심합니다. 편두통(신경혈관성 두통/어지럼)이 있는 경우도 어지럼이 몇 시간에서 며칠 정도 지속됩니다.

며칠 동안 지속되는 심한 어지럼의 대표적인 원인은 전정신경염입니다. 처음에는 어지럼이 너무 심해서 걷기조차 어렵지만, 시간이 지나면서 점차 호전되죠. 조심해야 할 것은 5~20분 정도 지속되는 어지럼이 반복되는 것입니다. 이는 뇌혈관이 좁아져서 혈류가 갔다가 말다가 할 때 나타나는 증상입니다.

(2) 오래전부터 반복된 어지럼

어떤 분들은 어지럼이 주기적으로 나타난다고 호소합니다. 편두통이 있는 분들은 두통과 함께 어지럼이 반복되는 경우가 많고, 메니에르병이 있는 분들은 귀에 나타나는 증상(이명, 먹먹함)과 함께 어지럼이 반복됩니다. 자율신경계에 문제가 있는 경우에도 어지럼이 반복될 수 있는데, 이때는 두근거림이나 식은땀 같은 자율신경 증상도 함께 나타나는 경우가 많고, 일어날 때 어지러운 경우도 흔합니다.

(3) 계속 지속되는 어지럼

한번 심한 어지럼을 겪은 후 완전히 회복되지 않고 가벼운 어지럼이 계속되는 경우가 있는데, 이를 '지속체위지각어지럼(만성 후유어지럼)'이라고 합니다. 불안이나 우울 같은 심리적인 문제로 어지럼이 지속되기도 하고, 나이가 들면서 여러 감각의 노화로 어지럼을 느끼는 분들도 있습니다.

3. "어떨 때 더 심해지나요?"

(1) 자세를 바꿀 때

침대에 누울 때나 고개를 돌릴 때 갑자기 세상이 빙글빙글 도는 것 같다면, 이석증을 가장 먼저 의심합니다. 간혹 목 근육이 뭉치거나 관절에 문제가 있을 때도 비슷한 증상이 나타날 수 있습니다.

의자나 침대에서 갑자기 일어설 때 어지러운 경우도 많습니다. 이런 경우는 대개 기립성 저혈압 때문인데, 이는 자세가 바뀔 때 혈압이 순간적으로 떨어지면서 발생합니다. 자율신경장애, 탈수, 빈혈 등이 있는 경우에도 비슷한 증상을 경험할 수 있습니다.

(2) 걸어 다닐 때

걸을 때 술에 취한 것처럼 비틀거리게 되거나, 중심을 잡기 어려운 느낌이 드는 경우에는 뇌나 말초신경의 균형 조절 기능에 문제가 있을 수 있습니다. 과거에 심한 어지럼을 앓은 후 남은 후유증으로 나타나기도 하고, 나이가 들면서 자연스럽게 경험하게 되는 경우도 많습니다.

(3) 스트레스를 받거나 불안할 때

스트레스를 받았거나 불안할 때 나타나는 어지럼은 심리적인 원인으로 인한 어지럼일 수 있습니다. 또한 편두통이 있는 분들도 스트레스 상황에서 어지럼을 더 심하게 느낄 수 있습니다. 자율신경계가 스트레스에 민감하게 반응하면서 나타나는 현상이죠.

이렇게 어지럼이 악화하는 상황을 잘 파악하면 어지럼 원인을 찾는 데도 도움이 되고, 미리 알고 피하거나 대비함으로써 어지럼을 어느 정도 예방할 수도 있습니다.

4. "어지럼과 함께 나타나는 증상이 무엇인가요?"

어지럼과 함께 구역질이나 구토와 같은 증상을 겪는 경우는 흔합니다. 심한 멀미를 하는 것처럼 속이 울렁거리고, 토할 것 같은 느낌이 드는 것이죠. 이런 증상은 특히 이석증이나 전정신경염, 메니에르병에서 자주 나타납니다. 소리가 잘 안 들리거나 귀에서 이상한 소리가 난다면 메니에르병이나 미로염, 청신경종양 등을 의심해볼 수 있습니다.

두통과 어지럼이 함께 생기는 경우도 흔합니다. 특히 편두통(신경혈관성 두통/어지럼)이 있는 분들은 두통과 함께 어지럼을 자주 경험합니다. 때로는 뇌혈관에 문제가 있을 때도 두통과 어지럼이 동반될 수 있습니다. 불안하고 우울한 감정과 함께 어지럼을 느끼는 분들도 있습니다. 이런 경우는 스트레스나 심리적인 문제가 어지럼의 원인일 수 있습니다.

유형	주요 의심 질환
1. 어떤 느낌인가요?	
빙글빙글 도는 느낌	이석증, 전정신경염, 메니에르병, 신경혈관성(편두통성) 어지럼
비틀비틀하는 느낌	뇌/척수 질환, 말초신경 질환, 노인성 어지럼
어찔어찔한 느낌	저혈압, 빈혈, 자율신경장애
그냥 어지러운 느낌	만성 후유어지럼, 심리적 어지럼, 약물 부작용
2. 언제부터 시작됐나요?	
최근 갑자기(1분 이내)	이석증, 저혈압
최근 갑자기(수분 ~ 수십 분)	뇌혈관 좁아짐
최근 갑자기(수 시간 지속)	메니에르병, 신경혈관성(편두통성) 어지럼
최근 갑자기(며칠 이상 지속)	전정신경염, 뇌졸중
오래전부터 반복	신경혈관성(편두통성) 어지럼, 메니에르병
계속 지속	만성 후유어지럼, 심리적 어지럼
3. 어떨 때 심해지나요?	
자세 변화 시(누울 때/고개 돌릴 때)	이석증, 목 관절/근육 문제
자세 변화 시(일어설 때)	기립성 어지럼, 이석증, 탈수/빈혈
걸을 때	균형장애, 노인성 어지럼
스트레스 상황	심리적 어지럼, 자율신경 어지럼
4. 다른 증상이 있나요?	
구역질/구토	이석증, 전정신경염, 메니에르병, 신경혈관성(편두통성) 어지럼
청력 저하/이명	메니에르병, 미로염, 청신경종양
두통	신경혈관성(편두통성) 어지럼, 뇌혈관 질환
불안/우울	심리적 어지럼
시야장애/반신마비/발음 이상/복시(複視)	뇌졸중(응급!)

꼭 알아야 할
어지럼 주요 원인 5가지!

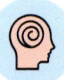

어지럼의 가장 흔한 5가지 주요 원인에는 이석증, 만성 후유어지럼과 심리적 어지럼, 뇌혈관 질환, 신경혈관성 어지럼(편두통성 어지럼 = 전정편두통), 기립성 어지럼이 있습니다.

첫 번째로 가장 흔한 것은 **이석증**입니다. 어지럼을 호소하는 환자 3명 중 1명이 이석증입니다. 귓속 평형기관에는 이석이라는 작은 결정체들이 있는데, 이것들이 제자리를 벗어나 반고리관이라는 곳으로 들어가면서 심하게 빙빙 도는 듯한 어지럼을 일으킵니다. 아침에 일어날 때나 고개를 돌릴 때처럼 특정 자세 변화에서 갑자기 빙글빙글 도는 듯한 어지럼이 나타납니다. 이는 대부분 1~2주 정도면 자연 호전되며, 이석 정복술이라는 간단한 치료로도 잘 낫습니다.

두 번째로 **만성 후유어지럼**과 심리적 어지럼입니다. 이는 한번 겪었던 심한 어지럼 이후 완전히 회복되지 않고 어지럼이 지속되는 경우나, 스트레스나 불안 등 심리적 요인으로 인해 발생하는 어지럼을 말합니다. '지속체위지각어지럼(PPPD, Persistent Postural Perceptual Dizziness)'이라고 하는데, 특히 복잡한 시각 자극이나 움직임이 있는 환경에서 증상이 악화하는 특징이 있습니다. 백화점이나 마트 같이 복잡한 곳에서 더 어지럽거나, 스마트폰을 볼 때 어지럼을 느끼는 것이 대표적입니다.

세 번째로 **뇌혈관 질환**입니다. 뇌졸중이나 일과성허혈발작처럼 뇌혈관에 문제가 생겨도 어지럼이 발생할 수 있습니다. 이런 경우 어지럼과 함께 두통, 시야장애, 말이 어눌해지는 증상, 손발의 감각 이상이나 힘이 빠지는 증상이 동반될 수 있습니다. 특히 고혈압, 당뇨, 고지혈증 등 심혈관 질환의 위험인자가 있는 분들은 갑자기 심한 어지럼이 발생하면 반드시 정밀한 검사를 받아보시는 것이 좋습니다.

네 번째로 **신경혈관성(편두통성) 어지럼**입니다. 편두통이 있는 분 중 상당수가 어지럼을 겪는데, 이를 '편두통성 어지럼(이하 신경혈관성 어지럼)'이라고 합니다. 이는 전체 어지럼 환자의 약 10~15%를 차지할 정도로 흔한 원인이죠. 특징적으로 두통과 함께 어지럼을 느끼고, 빛이나 소리에 민감해지며, 구역감이 동반됩니다. 스트레스, 수면 부족, 특정 음식, 생리 주기 등 편두통을 유발하는 요인들에 의해 증상이 악화하는 경향이 있습니다. 편두통 예방약이나 급성기 치료제로 증상을 조절할 수 있으며, 생활 습관 개선도 매우 중요합니다.

다섯 번째로 **기립성 어지럼**입니다. 누워 있거나 앉아 있다가 갑자기 일어설 때 어질어질한 느낌이 드는 경우로, 자세가 바뀔 때 혈압이 일시적으로 떨어지면서 뇌로 가는 혈류가 부족해져 발생하는 현상입니다. 특히 고혈압 약이나 전립선 약을 복용하는 경우나 탈수, 빈혈이 있는 경우에 자주 발생합니다. 갑자기 일어나지 말고 천천히 자세를 바꾸는 것이 도움이 되며, 충분한 수분 섭취와 규칙적인 운동으로 예방할 수 있습니다.

이처럼 어지럼의 원인은 매우 다양하며, 각각의 원인에 따라 치료 방법도 달라집니다. 따라서 어지럼이 있다면 그 증상과 동반 증상을 잘 관찰하고, 검사를 통해 정확한 원인을 찾는 것이 중요합니다. 계속해서 각각의 원인별 자세한 증상과 치료법에 대해 설명하도록 하겠습니다.

원인	증상 특징	악화 요인	치료 방법
이석증	· 자세 변화 때 갑자기 발생하는 회전성 어지럼 · 2~3분 이내 좋아짐	· 아침, 새벽 · 고개 움직임 · 자세 변화	· 이석 바로잡기 운동
만성 후유어지럼/ 심리적 어지럼	· 지속적인 불안정감 · 공간·방향 감각 저하 · 불안감 동반	· 복잡한 시각 자극 · 스트레스 · 밀집된 공간	· 어지럼 재활 운동 · 인지 행동 치료 · 항불안제
뇌혈관 질환	· 갑작스러운 심한 어지럼 · 다른 신경학적 증상 동반	· 고혈압 · 당뇨 · 고지혈증 · 스트레스 · 과로	· 원인 질환 치료 · 혈관 관리 · 위험인자 조절
신경혈관성 (편두통성) 어지럼	· 두통과 함께 오는 어지럼 · 멀미 같은 증상 · 빛/소리 민감	· 스트레스 · 수면 부족 · 특정 음식	· 편두통 예방약 · 생활 습관 개선 · 유발인자 회피
기립성 어지럼	· 자세 변화 때 아찔함 · 일시적 시야 흐림 · 식은땀	· 급격한 자세 변화 · 탈수 · 더운 환경	· 천천히 자세 변경 · 충분한 수분 섭취 · 생활 습관 개선

빙글빙글 vs. 어질어질, 나의 어지럼 유형 진단하기

어지럼은 크게 4가지 유형으로 나눌 수 있습니다.

첫 번째는 **'빙글빙글**(Vertigo)**'** 도는 어지럼입니다. 이는 내가 돌거나, 주변 환경이 빙글빙글 도는 회전성 어지럼을 말하며, 코끼리 코 돌기를 하다가 갑자기 멈췄을 때처럼 자신이나 주변이 계속 돌아가는 느낌을 뜻합니다. 이런 어지럼은 주로 내이(속귀)나 전정신경에 문제가 있을 때 발생합니다. 대표적으로 이석증, 전정신경염, 메니에르병, 신경혈관성 어지럼이 이러한 증상을 일으킵니다.

특징적으로 이런 빙글빙글 도는 어지럼이 있을 때는 대부분 구역감이나 구토가 동반됩니다. 심할 때는 식은땀이 나고, 창백해지는 등의 자율신경 증상도 함께 나타납니다.

두 번째는 **'비틀비틀**(Disequilibrium)**'**거리는 어지럼입니다. 마치 술에 취한 것처럼 중심을 잡기 어려워 휘청거리는 증상으로, 걸을 때 비틀대거나 한쪽으로 기우는 느낌이 들고, 특히 어두운 곳이나 울퉁불퉁한 길을 걸을 때 증상이 더 심해집니다.

이는 주로 균형을 담당하는 소뇌나 전정 신경계, 하지 감각을 담당하는 신경에 문제가 있을 때 발생합니다. 특히 고령자에게서 자주 나타나는데 나이가 들수록 시력, 균형감각, 하지감각이 전반적으로 저하되기 때문입니다. 또한 뇌졸중이나 말초신경병증, 경추성 어지럼에서도 이러한 증상이 나타날 수 있습니다. 빙글빙글 도는 어지럼과 달리, 보통 지속적으로 나타나며 구역이나 구토 같은 증상은 상대적으로 덜합니다.

세 번째는 '**어찔어찔**(Presyncope)'한 어지럼입니다. 눈앞이 아찔하면서 곧 쓰러질 것 같은 느낌이 드는 증상입니다. 주로 뇌로 가는 혈류가 일시적으로 부족할 때 발생합니다. 갑자기 일어설 때 흔히 느끼는 어지럼이 대표적이며, 빈혈이나 저혈압, 부정맥, 공황장애가 있을 때도 비슷한 증상이 나타날 수 있습니다. 또한 과호흡이나 극심한 스트레스 상황에서도 경험할 수 있습니다.

특징적으로 이런 어지럼은 자세 변화나 특정 상황에서 갑자기 발생했다가 금방 호전되는 경우가 많습니다. 간혹 식은땀이 나고 창백해지거나 실신할 것 같은 불안감이 동반되기도 하며, 심한 경우 실신으로 진행되기도 합니다.

네 번째는 '**몽롱한**(Lightheadedness, Nonspecific dizziness)' 어지럼입니다. 앞서 설명한 3가지 유형에 정확히 들어맞지 않는, 모호한 형태의 어지럼을 말합니다. 환자분들은 주로 "머리가 멍하다", "둥둥 뜨는 것 같다", "머리가 띵하다"라고 표현하시는데, 마치 구름 위를 걷는 듯한 불안정한 느낌을 말합니다.

이런 유형의 어지럼은 대개 만성 후유어지럼이나 심리적 어지럼, 자율신경 관련 어지럼에서 흔히 나타납니다. 복잡한 시각 자극이나 움직임이 많은 환경(백화점, 에스컬레이터 등)에서 증상이 더 심해지는 특징이 있습니다. 또한 증상이 수개월 이상 지속되는 경우가 많고, 하루 중에도 증상의 기복이 심합니다. 특히 피곤하거나 스트레스를 받을 때 증상이 더 심해지는 경향이 있습니다.

유형	특징적 증상	비유	주요 원인	동반 증상	특징/참고 사항
빙글빙글 (Vertigo)	· 자신이나 주변이 돌아가는 느낌 · 회전성 어지럼	· 코끼리 코 놀이, 놀이기구	· 이석증 · 전정신경염 · 메니에르병 · 신경혈관성 어지럼	· 구역/구토 · 식은땀 · 안진 (눈 떨림)	· 대부분 갑자기 자세 변화로 유발되기도 · 귀 증상 동반 가능
비틀비틀 (Disequilibrium)	· 중심을 잡기 어려움 · 걸을 때 휘청거림	· 술에 취했을 때처럼 비틀거리는 느낌	· 소뇌 질환 · 말초신경병증 · 경추성 어지럼 · 노인성 평형장애	· 보행장애 · 균형감 저하	· 지속적 증상 · 어두울 때 악화 · 시각 의존도 높음
어찔어찔 (Presyncope)	· 눈앞이 아찔함 · 쓰러질 것 같은 느낌	· 쓰러질 것 같은 현기증	· 기립못견딤증 (저혈압, 빈맥) · 빈혈 · 심장 질환, 부정맥 · 공황장애	· 식은땀 · 두근거림 · 창백함 · 실신 위험	· 일시적 증상 · 자세 변화와 연관 · 순환기 증상 동반
몽롱한 (Lightheadedness, Nonspecific dizziness)	· 머리가 멍함 · 둥둥 뜨는 느낌	· 구름 위를 걷는 느낌	· 만성 후유어지럼 · 심리적 어지럼 · 자율신경 관련 어지럼	· 불안감 · 집중력 저하 · 피로감	· 만성적 경과 · 스트레스와 연관 · 증상 기복 심함

갑자기 어지러울 때, 응급 대처 방법

갑자기 어지럼이 느껴지면 매우 당황스러울 것입니다. 그러나 대부분의 어지럼은 적절한 대처만으로도 호전될 수 있습니다. 지금부터 제가 알려드리는 단계별 대처법을 따라 해보세요.

1. 일단 그 자리에 가만히 멈춥니다

어지러울 때 가장 중요한 것은 안전한 자세를 취하는 것입니다. 서 있었다면 근처 의자나 벽에 기대어 앉으세요. 걷고 있었다면 안전한 곳에서 잠시 쉬어야 합니다. 섣불리 이동하다 넘어지면 다칠 수 있습니다. 쓰러질 것 같다면 버티려 하지 말고, 빨리 눕거나 기대어 앉는 것이 좋습니다.

2. 잠시 기다려봅니다

가만히 있으면서 어지럼이 사라지는지 관찰해보세요. 가장 흔한 어지럼인 이석증은 3분만 가만히 있어도 증상이 사라지는 경우가 많습니다. 갑자기 일어나서 생기는 기립성 어지럼도 잠시 앉아 있거나 누워 있으면 호전됩니다.

3. 편안한 자세를 유지합니다

조용하고 어두운 곳에서 쉬는 것이 좋습니다. 눈을 감고 천천히 호흡하면서 마음을 진정시켜 보세요. 특히 머리를 갑자기 움직이면 어지럼이 더 심해질 수 있으니, 천천히 움직여야 합니다. 이럴 때 유용한 호흡법은 제5장에서 설명드리겠습니다.

4. 구토를 대비합니다

어지럼이 심하면 속이 울렁거리고 구토를 할 수 있습니다. 미리 비닐봉지나 휴지를 가까이 준비해두면 좋습니다. 구토를 하다가 어지럼이 심해지거나, 사레가 들릴 수 있으니 조심해야 합니다.

5. 위험한 어지럼인지 확인합니다

의식이 흐려지거나 한쪽 팔다리의 힘이 빠지는 등 응급 증상이 동반되는지 확인해보세요. 당장 응급실에 가야 할 위험한 증상들은 다음 챕터에서 자세히 설명해드리겠습니다.

6. 주변에 도움을 요청합니다

혼자 있는 상황이라면 가족이나 가까운 지인에게 연락해서 도움을 청하세요. 어지럼이 있을 때는 운전을 하거나, 혼자 이동하는 것은 매우 위험할 수 있으니 반드시 도움을 받기를 바랍니다.

이러한 대처법으로도 증상이 호전되지 않거나 자주 반복된다면, 병원을 찾아 정확한 원인을 파악하는 것이 중요합니다. 어지럼은 대부분 적절한 대처와 치료로 좋아질 수 있으니 너무 걱정하지 마시고, 차근차근 해결해나가기를 바랍니다.

뇌졸중이 의심되는 어지럼, 이런 증상 보이면 응급실로!

갑작스러운 어지럼이 위험한 신호일 때가 있습니다. 뇌경색, 뇌출혈 등의 뇌혈관 문제로도 어지럼이 나타날 수 있기 때문입니다. 그러니 스스로가 다음의 증상에 해당하면 지금 당장 병원에 가보세요.

응급실에 가야 하는 위험한 어지럼

1. 뇌 손상 증상(뇌졸중, 뇌종양)
   - 팔다리 힘 빠짐, 얼굴 표정 비대칭, 감각 이상
   - 발음이 이상하거나, 심한 사레가 들린다.
   - 사물이 두 개로 보인다.
   - 어지럼은 안 심한데 걸을 수 없다.
2. 심한 두통이 같이 생겼다.
3. 가만히 있는데도 눈동자가 떨린다.
4. 한쪽 귀 청력이 갑자기 떨어졌다.
5. 2일이 지났는데도 어지럼이 그대로다.
6. 5~20분 정도의 어지럼이 반복된다.
7. 고혈압, 당뇨, 심장병, 65세 이상 고령 등 뇌경색 위험 요소를 가지고 있다.

특히 1번 뇌 손상 증상이 중요합니다. 뇌혈관이 막혀 뇌세포가 죽는 병이 뇌경색으로 이때는 팔다리 마비, 언어장애, 감각 이상, 사물이 겹쳐 보이는 증상, 심한 보행장애 등이 같이 옵니다. 따라서 저도 어지럼증 환자를 진료할 때 이를 꼭 확인하고, 앞선 증상들이 있다면 바로 뇌 MRI를 찍습니다.

이 증상들 중 하나가 갑자기 생겼다면 가까운 응급실에 가야 합니다. 괜히 혼자 치료하려 하거나, 견디면 좋아질 거라는 기대는 버려야 합니다. 지금은 괜찮아도 심한 반신마비로 진행될 수 있습니다. 글만으로는 이해가 어려우니 다음의 QR코드를 인식해 제가 찍어둔 영상을 참고해 보세요.

갑작스러운 어지럼,
병원 가기 전 꼭 확인해야 할 증상 3가지

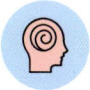

어느 날 갑자기 어지럼이 생겼을 때 먼저 확인해야 할 증상 3가지를 알려드리겠습니다. 갑자기 어지러우면 '병원에 가야 하나 말아야 하나?', '간다면 어느 병원에 가야 하나?', '쉬면 나아질까?', '약을 먹어야 하나?' 고민이 됩니다. 어지러운데 어쩔 줄 모르고 당황하는 경우가 많죠. 인터넷을 찾아보면 온갖 위험한 원인에 걱정만 많아집니다.

이럴 때 먼저 확인해볼 수 있는 쉬운 방법이 있습니다. 이는 어지럼 전문 의사인 저도 가장 먼저 확인하는 내용 중 하나로 진단 정확도가 무려 88.9%입니다.

1. 자신 혹은 주변이 빙빙 도나요?
2. 머리를 움직일 때 확 어지러워지나요?
3. 어지럼이 3분 이내에 좋아지나요?

어떤 병을 진단하는 질문인지 눈치 채셨나요?

바로 **이석증**입니다. 앞선 3가지 질문에 모두 '예'라고 대답했다면 이석증 가능성이 높습니다. 그러나 하나라도 '아니요'라고 대답한다면, 다른 원인일 가능성이 높죠. 이때는 위험한 어지럼인지 확인해야 하니 앞서 33쪽의 '응급실에 가야 하는 위험한 어지럼' 증상을 살펴보세요.

이석증은 가장 흔한 어지럼 원인입니다. 위험하지 않으니, 심하지 않으면 굳이 응급실을 갈 필요도 없죠. 더 위험한 병인 뇌경색, 뇌출혈 등을 진단하거나 지금의 증상인 심한 어지럼, 구토를 일시적으로 낫게 하는 것이 응급실의 역할입니다. 응급실에서는 이석증을 정확히 진단해서 이석 교정 치료를 하지는 않습니다. 그러니 3가지 증상에 해당한다면 먼저 이석증 여부를 확인하는 진찰과 검사를 받고, 치료를 받아 보는 것도 나쁘지 않습니다. 물론 판단이 어렵다면 바로 응급실에 가는 것이 안전합니다.

○○○○ 1년전
오늘 새벽에 자던 중에 오른쪽으로 돌다가 갑자기 심한 어지럼증이랑 눈이 빠르게 흔들리는 느낌이 들어서 찾아보니 이석증인 것 같아서 영상 보고 자가 치료해봤네요. 외국에서 지내는 중이라 당일 병원 가기도 힘들어서 더욱 도움 많이 됐어요. 감사합니다.

○○○○ 1년전
이석증이 재발했는데 선생님 처방법대로 시행을 하니 간단히 치료가 되었습니다. 앞으로도 재발하면 병원 갈 필요 없이 바로 자가치료가 될 것 같습니다. 감사합니다.

○○○○ 1년전
감사합니다.
3일째 되는 날 좀 심해져서 이 영상 보고 먼저 해보았습니다. 오른쪽 후반고리관 치료법 한번 하고 지금은 습관화운동 하고 있는데 엄청 많이 좋아졌습니다.

출처 : 유튜브 채널 '신경과전문의 박재현'

또한 병원에서 치료받는 것이 더 정확하지만, 이석증은 집에서 혼자 간단히 치료할 수 있는 경우가 많습니다. 제가 유튜브에 올린 이석증 치료 영상을 보고도, 많은 분들이 스스로 치료한 후기를 댓글로 남겨주셨습니다. 저 역시 이석증의 자가 치료에 확신이 없었으나, 많은 분들의 후기를 통해 이것이 가능함을 배우게 됐습니다.

갑자기 어지러울 때는 이석증부터 간단히 확인해보세요. 앞선 3가지 증상이 나타난다면 다음 장에 더 자세히 설명할 스스로 하는 이석증 진단을 해보면 됩니다. 2장에서는 가장 흔한 어지럼의 원인인 이석증의 진단과 치료에 관해 더 자세히 말씀드리겠습니다. 물론 너무 심하게 어지럽거나, 혼자 할 자신이 없다면 가까운 신경과나 이비인후과 등 어지럼 전문 병원 외래진료를 받으세요.

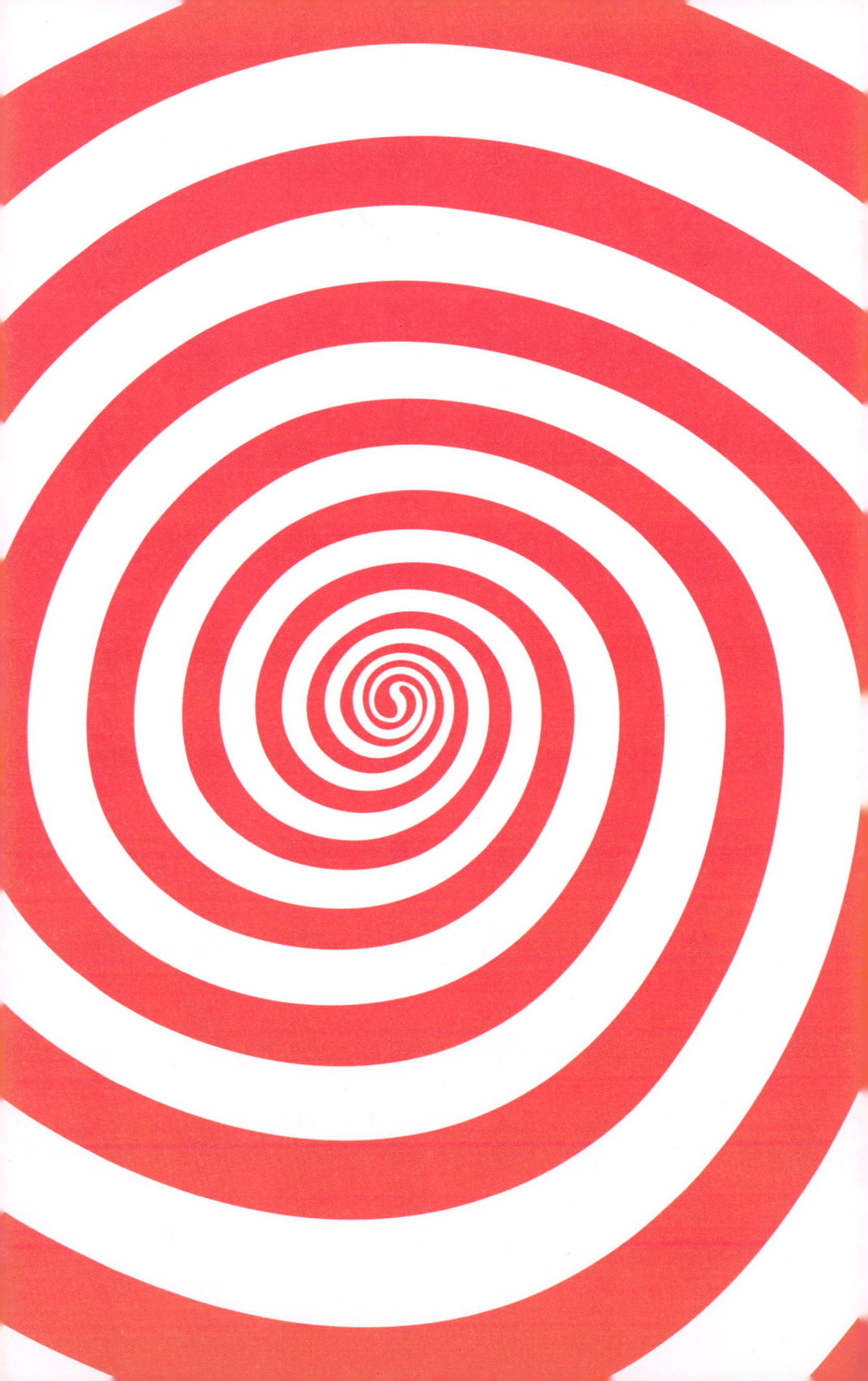

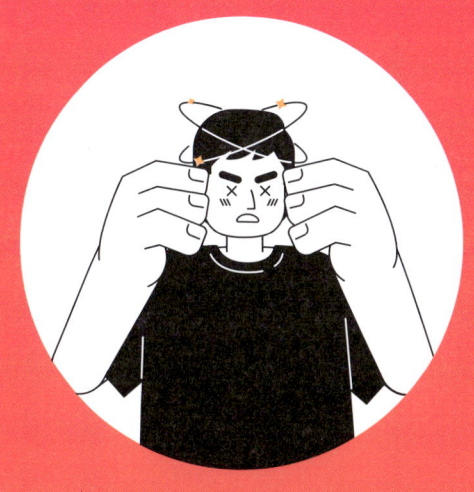

· 제2장 ·
이석증, 이렇게 하면 낫는다!

이석증의 정확한 이름 : 양성 발작성 체위성 현훈

'이석증'은 우리가 편의상 부르는 이름이며 정확한 병명은 '양성 발작성 체위성 현훈(Benign paroxysmal positional vertigo)'입니다. 이름이 어렵죠? 그래서 '이석증'이라고 흔히 불러요. 저도 이 책에서는 이석증으로 부르겠습니다.

'**양성**'이라는 말은 '**위험하지 않다**'라는 뜻이에요. 뇌경색이나 뇌종양 같이 위험한 원인이 아니죠. 병원 치료를 받지 않고 저절로 좋아지기도 합니다. '**발작성**'이라는 말은 '**반복해서 갑자기 생긴다**'라는 것을 의미하고, '**체위성**'은 '**움직일 때 생긴다**'라는 것을 의미합니다.

'**현훈**'이라는 말은 일상에서는 쓰지 않는 말이라 어렵습니다. '현훈'은 '**실제로는 가만히 있는데 돌거나 흔들리는 것 같은 느낌**'입니다. 이는 놀이터에서 빙글빙글 도는 놀이기구를 타고 난 뒤 땅에 내려오면 느낄 수 있습니다. 땅에 내려온 직후에 실제로는 가만히 서 있지만 빙빙 도는 느낌이 느껴지죠. 내가 빙빙 도는 느낌, 천장이 도는 느낌, 방이 위아래로 뒤집히는 느낌, 침대 속으로 꺼지는 느낌 모두 현훈에 해당합니다.

정리하면 **'머리를 돌리거나 자세를 바꿀 때 반복적으로 빙빙 돌면서 어지러운데 위험하지 않은 상태'**가 바로 이석증입니다.

이석증은 매우 흔한 병입니다. 건강보험공단 자료에 따르면, 2023년 한 해에 무려 48만 명이 이석증으로 진료를 받았다고 합니다. 병원에 가지 않고 저절로 좋아지는 경우도 꽤 되니 실제 이석증이 생긴 사람은 이보다 훨씬 더 많을 것입니다. 모든 어지럼의 30~40%가 이 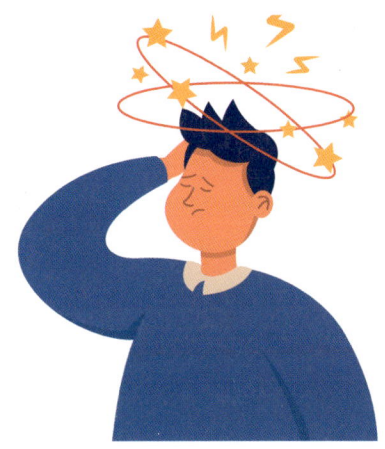 석증 때문입니다. 전체 인구의 2.4%가 평생 한 번은 이석증에 걸려봤다는 연구도 있죠. 약 40명 중의 1명이 이석증을 경험하는 것인데요. 병원에 오지 않는 분들도 있으니, 실제로는 이보다 더 많은 사람이 이석증에 걸릴 것으로 생각합니다. 또한 나이가 들수록 이석증의 비율은 증가합니다. 2006년 국내 한 연구에 따르면 평균 발병 연령은 54.8세였고, 남성보다 여성에게서 더 흔하게 나타나 이석증 환자 중 67.7%가 여성으로 나타났습니다.

이석증은 증상이 매우 심한데 치료는 간편하고 효과가 좋습니다. 병원에 가지 않고 혼자 치료가 가능한 때도 있습니다. 이 책에 나오는 치료법을 참고해서 스스로 해결을 시도해봐도 좋습니다. 이번 장에서는 스스로 할 수 있는 이석증의 진단과 치료 방법에 대해서 자세히 알아보겠습니다.

이석증?
이 5가지 증상이면 확인 가능

본격적으로 이석증에 관해 자세히 이야기해보겠습니다. 다음의 5가지가 바로 이석증의 대표 증상입니다.

1. 빙빙 돈다.
2. 움직일 때 어지럼이 생긴다.
3. 가만히 있으면 2~3분 이내에 괜찮아진다.
4. 어지럼이 자다가 처음 시작하거나, 아침에 시작한다.
5. 속이 메슥거리고 심할 때는 구토를 한다.

반고리관의 문제일 때 빙빙 도는 어지럼을 느낍니다. 머리를 움직일 때 이석이 구르니 어지럼이 생기고, 2~3분이면 이석이 가라앉으니 자연스레 어지럼도 좋아집니다.

예를 들어, 핸들을 오른쪽으로 한 바퀴 돌리면 90도 우회전을 하는 차가 있다고 생각해보세요. 어느 날 아침에 핸들에 문제가 생겨서 살짝만 핸들을 틀었는데, 오른쪽으로 차가 확 돕니다. 한 번만 도는 것이 아니라 차가 20~30바퀴를 빙빙 돕니다. 이때 놀라서 왼쪽으로 핸들을 꺾으면, 마찬가지로 차는 왼쪽으로 빙빙 돌게 되는 것입니다.

다음의 영상은 이석증이 있는 환자의 눈 떨림 영상입니다. 매우 빠르게 눈이 떨리는데 뇌는 우리가 그 속도로 제자리에서 빙빙 돈다고 느끼고 있습니다. 이석이 가라앉는 데 걸리는 시간인 30초~2분 정도 동안 빠른 속도로 제자리에서 빙빙 돈다고 생각해보면, 얼마나 어지러울지 상상할 수 있습니다.

어지럼의 정도는 이석의 양에 따라 다릅니다. 이석이 많이 들어가면 20~30바퀴를 돈 것 같은 어지럼을 느끼기도 하고, 이석의 양이 적으면 약간 띵하거나 어찔한 정도로만 어지럽습니다. 그러나 머리 움직임과 상관없이 종일 어지럼을 느끼기도 합니다.

"내가 이석증을 겪어봐서 잘 아는데 이번에는 이석증 어지럼이 아니다"라고 이야기하는 분들이 종종 있지만, 대부분은 다시 이석증으로 진단됩니다. 이석의 양이 지난번과 달라서 증상이 달랐던 것뿐이죠. 코감기, 목감기, 심하게 열이 나는 감기 등 감기의 증상이 매우 다양한 것처럼 이석증의 증상도 매번 달라질 수 있는 것입니다.

자다가 이석증이 잘 생기는 이유를 알려드릴게요. 이석은 앉아 있거

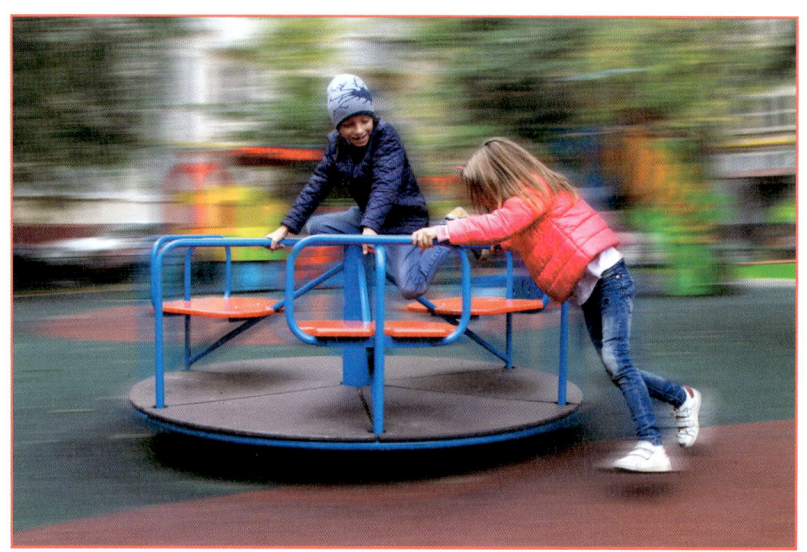
이석증은 빠르게 도는 놀이터 회전놀이기구에 탄 것 같이 어지럽습니다.

나 서 있는 자세에서는 반고리관으로 잘 들어가지 않습니다. 이는 반고리관의 입구가 위쪽에 있어서입니다(49쪽 반고리관 모형 영상과 50쪽 이석증이 생기는 과정 그림 참고). 그래서 주로 누워 있을 때 이석이 반고리관 안으로 들어가니 대부분 아침에 처음 어지럼을 느낍니다. 자다가 어지러워 깨기도 하고, 잠에서 깨 일어날 때 어지럼을 느끼는 경우가 많습니다. 아침에 세수하려고 고개를 숙일 때나 식사할 때 처음 어지럽기도 합니다. 낮에 일상생활 중 어지럼이 처음 생기기도 하는데, 이는 이석증 환자 10명 중 1명도 안 됩니다.

반고리관의 이석 때문에 생긴 감각 정보의 오류가 뇌를 강하게 자극하면, 위장 운동을 조절하는 뇌가 신호를 보내 메스꺼움을 느끼거나 구토를 할 수 있습니다. 이석증, 메니에르병, 전정신경염도 그렇고 멀미도 마찬가지입니다. 이석증이 심하면 심할수록 심한 구토를 하고, 약하면 가벼운 어지럼만 느끼기도 합니다. 구토를 10번이나 하면서 응급실을 찾기도 하며, 이석증 검사나 치료 중에 구토하는 때도 많습니다.

앞선 5가지 외에도 이석증은 다음과 같은 증상을 동반할 수 있습니다. 이석증이 1~2주 이상 오래 가는 경우에는 목과 머리가 아픕니다. 흔들다리, 외줄타기를 할 때와 같이 균형을 잘 잡기 위해 몸과 다리에 힘이 많이 들어갑니다. 어지러울 때는 목에 힘이 많이 들어가니 목이 아프거나 머리로 연결된 근육이 경직되면서 머리가 아픕니다.

어지럼이 뇌를 자극해서 두통이 생기는 예도 있습니다. 반복되는 어지럼에 대한 공포와 심리적인 불안이 생기기도 하고, 누울 때마다 어지러워 불면증이 오기도 합니다. 침대에 눕는 것이 무서워서 매일 소파에 기대서 잠을 자는 분들도 있습니다. 움직일 때 어지러우니 종일 집에서 누워만 있는 분들도 있는데, 그렇게 되면 시간이 지나 근력 약화, 면역력 저하, 우울감 등이 나타나기도 합니다. 이는 정작 이석증보다 더 힘든 증상이 될 수 있으니 주의하는 것이 좋습니다.

귓속에 물과 돌이 있다고?
- 반고리관과 이석기관

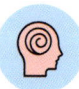

 귀 안쪽, 뇌로 가는 길목에는 '전정기관'이라는 정교한 균형 감지 시스템이 있습니다. 스마트폰을 돌렸을 때 센서의 감지에 의해 화면이 세로가 됐다가 가로가 되는 것처럼 머릿속에도 우리의 위치를 감지하는 센서가 있습니다. 센서는 3개의 반고리관과 2개의 이석기관으로 이루

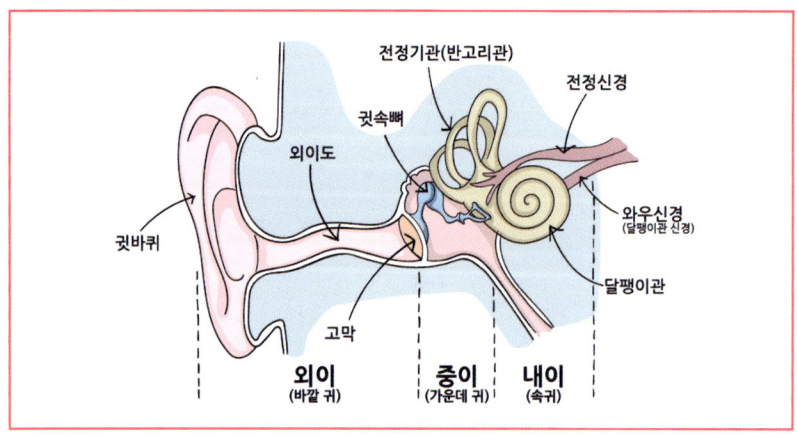

전정기관의 구조
귀와 뇌 사이에 위치한 속귀에는 전정기관(반고리관)과 달팽이관이 있습니다. 전정기관은 전정신경을 통해, 달팽이관은 달팽이관 신경을 통해 뇌와 연결되어 있습니다.

어져 있는데, 여기에는 '거실(이석기관이 위치한 난형낭과 구형낭)'이 있고, 연결된 세 개의 '방(반고리관)'이 있습니다.

반고리관은 물(림프액)이 가득 찬 관으로, 우리가 고개를 돌릴 때마다 이 물이 흘러서 움직임을 감지합니다. 덕분에 우리는 눈을 감고 있어도 몸이 어느 쪽으로 돌고 있는지 알 수 있죠. 수학시간에 배운 xyz 3차원 축처럼, 반고리관도 3개가 있습니다. 앞쪽이자 위쪽의 전반고리관(상반고리관), 옆에 있는 수평반고리관(측반고리관), 뒤에 있는 후반고리관입니다. 이석증은 그중 후반고리관에서 가장 많이 생기고, 수평반고리관에서 그다음으로 많이 발생하며, 전반고리관 이석증은 잘 생기지 않습니다.

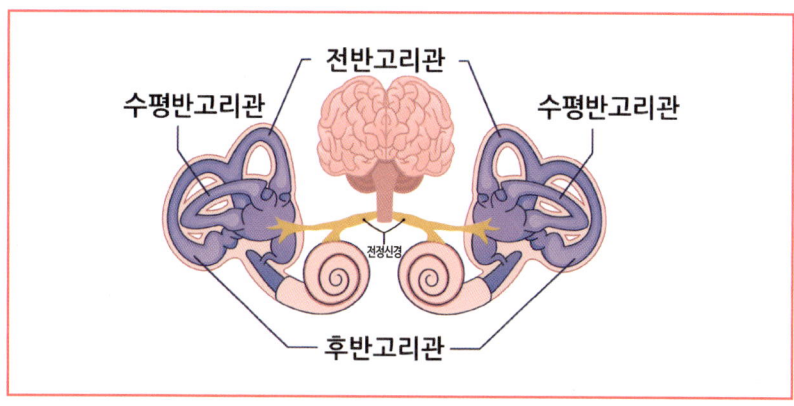

반고리관의 세 축과 뇌의 연결
반고리관은 전정신경을 통해 뇌와 연결되어 있습니다. 뇌는 양쪽 반고리관에서 들어오는 신호의 크기가 같으면 가만히 있다고 느끼고, 오른쪽이 더 강하면 오른쪽, 왼쪽이 더 강하면 왼쪽으로 회전한다고 느낍니다.

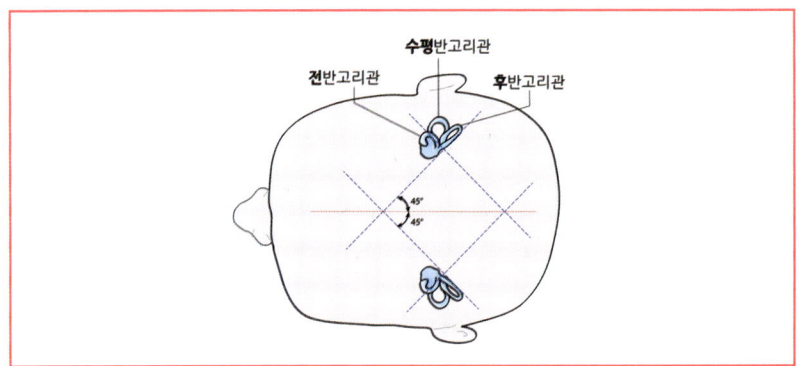

반고리관의 구조

반고리관은 3개의 관으로 이루어져 있습니다. 후반고리관은 뒤쪽으로, 전반고리관은 앞쪽으로 45도 기울어져 있습니다. 그래서 후반고리관을 치료할 때는 고개를 45도 돌려서 치료합니다.

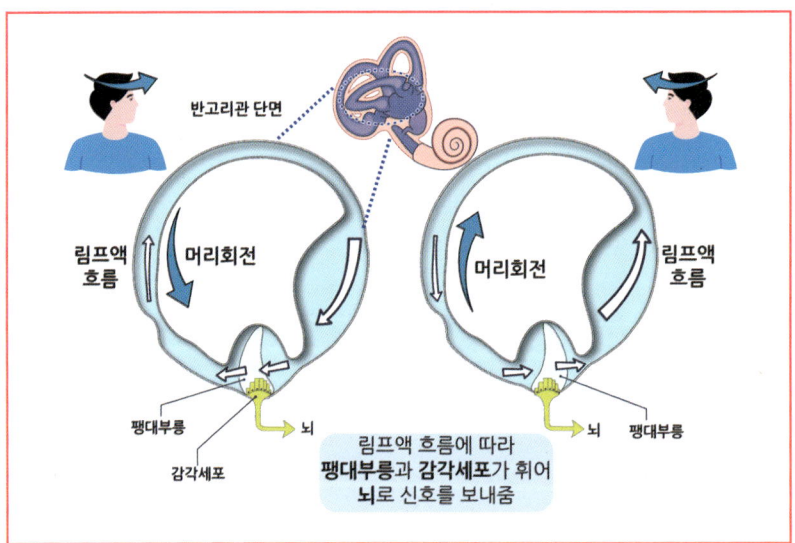

반고리관의 기능

반고리관에는 림프액이라는 물이 차 있습니다. 고개를 한쪽으로 돌리면, 림프액이 반대편으로 흐르고, 팽대부릉 속에 있는 감각세포를 휘게 만듭니다. 감각세포가 휘면 뇌로 신호를 보내주어, 머리의 회전 여부를 뇌가 알게 됩니다. 반고리관은 매우 예민한 기관이라 조금만 머리를 움직여도 물의 흐름과 감각세포의 움직임이 생깁니다. 글씨를 보고 있던 상태로 머리를 조금만 돌려보세요. 의식하지 않아도 눈이 정확하게 반대로 돌아가면서 글씨를 여전히 읽을 수 있습니다.

이석기관에는 특수 감각 세포(털 세포)가 있는데, 그 위에 붙어 있는 작은 칼슘 덩어리들이 바로 이석입니다. 이석은 마치 저울추처럼 작용해서 미세한 움직임도 잘 감지할 수 있게 도와줍니다.

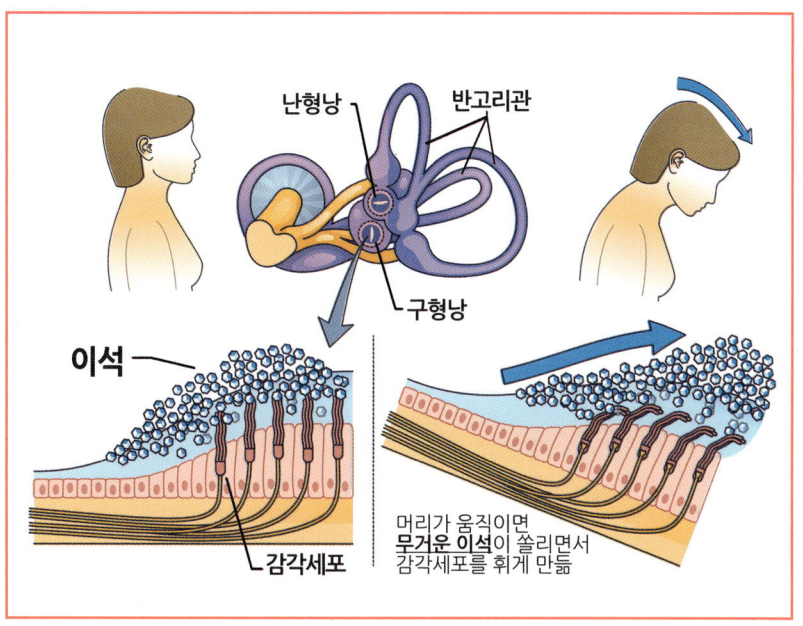

이석기관의 모습

이석기관은 반고리관이 모이는 난형낭과 구형낭에 있습니다. 반고리관은 3개지만 이석기관은 상하 축과 평면 축 2개입니다. 감각세포에 칼슘 결석으로 이루어진 무거운 이석이 붙어 있습니다. 차가 앞으로 가거나, 엘리베이터가 올라갈 때, 머리가 앞으로 기울 때 등 상황에서 머리가 움직이면 이석이 한쪽으로 쏠리면서 감각세포를 휘게 만듭니다. 그러면 머리의 움직임을 뇌가 알게 됩니다. 눈을 감고 있어도 차가 출발하는지 멈추는지 알 수 있는 이유입니다. 무거운 이석 없이 감각세포만 있다면 움직임을 민감하게 알아채기 힘들 것입니다.

이석은 원래 거실(이석기관)에 있어야 하는데, 때로는 자리를 이탈해 방(반고리관)으로 들어가기도 합니다. 머리카락이 빠지듯이 이석이 떨어져 나와서 반고리관으로 들어가면 어지럼이 시작됩니다. 반고리관 속에는 물만 있어야 하는데, 이석이라는 물체가 들어와 물의 흐름이 변합니다.

이석 때문에 고개를 살짝만 움직여도 림프액이 평소보다 훨씬 세게 흐르고, 무거운 이석이 가라앉으면서 강한 물의 흐름을 만듭니다. 실제로는 고개만 살짝 돌렸는데도, 우리 뇌는 마치 10바퀴 이상 빙글빙글 돈 것처럼 느끼게 되죠.

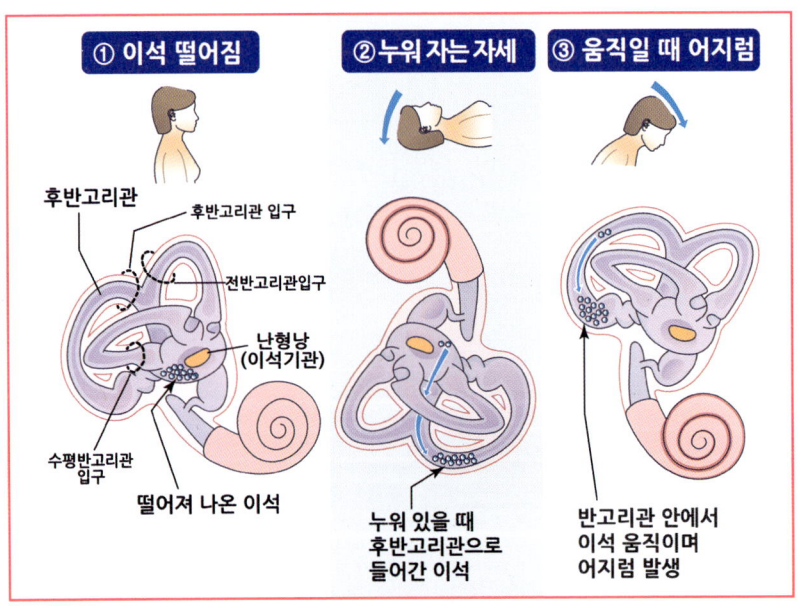

이석증이 생기는 과정
이석막에서 떨어져 나온 이석은 앉아 있을 때는 반고리관으로 잘 들어가지 않습니다. 누워 있을 때 반고리관의 입구가 아래쪽에 위치하기 때문에, 반고리관으로 잘 굴러 들어갑니다. 그림에서는 후반고리관으로 이석이 굴러 들어가, 이리저리 움직이며 어지럼을 유발합니다. 그러니 이석증 초기에는 고개를 숙이는 자세와 문제가 생긴 쪽으로 눕는 자세를 피하고, 베개를 높여서 자는 것이 좋습니다.

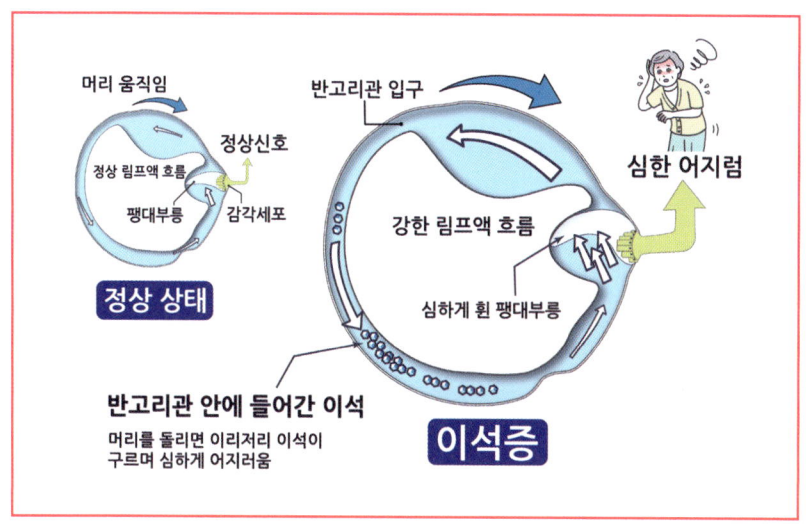

반고리관에 이석이 들어가면 어지러운 이유

정상 상태에서는 그림처럼 고개를 돌리면, 고개가 돌아간 만큼 림프액이 흐름이 생깁니다. 하지만 오른쪽 그림처럼 반고리관에 이석이 들어가면, 조금만 움직여도 림프액이 매우 강하게 흘러 팽대부릉을 더 심하게 휘게 만들고, 매우 강한 뇌로 가는 회전신호가 생겨 어지럼을 느낍니다.

이석증 모형 설명 영상

이석증이 생기는 원인

이석증이 생기려면 2가지 사건이 일어나야 합니다. 먼저 이석이 떨어져 나와야 하고, 떨어져 나온 이석이 반고리관 속으로 들어가야 합니다. 이석이 떨어져 나오는 이유는 크게 머리 충격, 영양부족, 혈액순환장애 및 염증으로 나눌 수 있습니다. 그리고 일상생활에서 활동량이 부족하거나 한쪽으로만 오래 누워 있는 습관이 있으면 떨어진 이석이 반고리관으로 더 쉽게 들어갑니다. 이제 이석증의 원인을 하나씩 자세히 살펴보겠습니다.

이석증의 원인

교정 가능한 원인	교정이 어려운 원인
· 고지혈증, 고혈당, 고혈압 · 편두통, 메니에르병 · 골다공증, 비타민D 부족 · 스트레스, 수면장애 · 활동량 부족	· 외부 충격 · 고령(이석이 푸석푸석해지고, 활동이 부족해짐) · 심뇌혈관질환 · 경추 질환

외부 충격으로 인한 이석증

머리에 충격을 받아 이석이 떨어질 수 있습니다. 교통사고 같은 큰 충격으로 잘 생기지만, 넘어지거나 벽에 부딪히는 것 같은 가벼운 충격으로도 생깁니다. 심지어 치과 치료 중에 드릴 진동으로도 이석이 떨어질 수 있죠. 이석이 떨어진다고 바로 이석증이 생기는 것이 아니라, 떨어진 이석이 반고리관에 들어가야 합니다. 충격을 받은 당일 생기는 경우가 많지만, 2~3일 후에 증상이 시작될 수도 있습니다. 대부분은 2주 안에 증상이 나타나며, 드물게는 1개월 정도 지난 후에 발생하기도 합니다.

앞서 말했듯 교통사고로 입원한 환자에게 이석증이 생기는 경우가 많습니다. 사고 당시 떨어져 나온 이석이 병원 침대에 장시간 누워 있는 동안 반고리관으로 들어가기 쉽습니다. 안타깝게도 다른 부상을 치료하느라 어지럼 증상을 무시하거나, 뇌 MRI 검사가 정상이라는 이유로 적절한 진단과 치료를 받지 못하는 경우도 많습니다.

실제로 많은 환자분들이 "(교통사고로) 다친 팔다리보다 어지럼과 구토가 더 힘들었다"라고 말씀하십니다. 교통사고 후 어지럼이 있다면 앞서 말씀드린 이석증 증상을 확인해보고, 다음에 말씀드릴 자가 진단법도 시도해보기를 바랍니다. 입원 중이라면 담당 의료진에게 이석증 검사를 요청하고, 퇴원 후 어지럼 전문 병원을 찾아보세요.

영양부족(비타민D, 칼슘)

이석은 작은 칼슘 결정체입니다. 그런데 단단히 뭉쳐 있어야 하는 칼슘이 그렇지 못하면 쉽게 부서져 떨어져 나옵니다. 건강하지 않은 머리카락이 쉽게 빠지는 것과 비슷하죠.

따라서 골다공증, 칼슘이나 비타민D 부족, 단백질 부족 등이 이석증을 일으킬 수 있습니다. 골다공증은 뼈가 약해지는 질환이라 이석도 약해질 수밖에 없습니다. 이때 비타민D는 칼슘이 몸에 잘 흡수되고 제대로 사용되도록 돕는 역할을 합니다.

여러 연구에서 이석증이 있는 사람들은 비타민D가 부족한 경우가 많고, 부족한 비타민D를 보충하면 이석증 재발이 줄어든다는 것이 밝혀졌습니다. 또한 이석은 결합단백질을 통해 지지세포에 붙어 있는데, 단백질이 부족하면 이 결합력이 약해져 이석이 쉽게 떨어질 수 있습니다.

비타민D 관련 오해 바로잡기

"비타민D만 먹으면 이석증이 예방된다?"

요즘 유튜브나 언론에서 비타민D 영양제가 이석증 예방의 특효약인 것처럼 소개되는 경우가 많습니다. 실제로 많은 환자분들이 "칼슘과 비타민D 영양제를 열심히 먹었는데도 이석증이 왔다"라며 의아해하십니다.

비타민D 복용이 효과는 있으나, 모든 사람에게 해당되는 것은 아닙니다. 혈중 비타민D 수치가 20ng/mL 이하로 부족한 경우에는 보충 효과가 있고, 그 이상이면 추가 복용이 큰 도움이 되지 않습니다. 물론 영양제 복용이 큰 부작용을 일으키지는 않으니 드시는 것 자체는 나쁘지 않습니다. 다만 이것만으로 이석증이 완벽하게 예방될 것으로 기대하시면 안 됩니다.

비타민D가 과대 광고되는 이유는 간단합니다. 영양제를 먹는 것이 생활 습관을 바꾸는 것보다 쉽고, 영양제 판매자에게는 수익이 되기 때문입니다. 안타깝게도 돈이 들지 않는 좋은 생활 수칙보다 영양제가 과장되게 알려지는 경향이 있습니다.

혈류장애와 염증

속귀의 혈류장애는 마치 식물에 물이 부족해 잎이 마르는 것처럼 이석을 약하게 만듭니다. 여러 연구에서 고지혈증, 고혈당, 고혈압, 경추 질환, 65세 이상의 고령, 심장과 뇌혈관 질환이 이석증을 일으킨다고 알려졌습니다. 그리고 이들의 공통점은 혈류장애를 일으킨다는 것입니다.

심장에서 속귀까지는 꽤나 먼 거리입니다. 심장 → 대동맥 → 쇄골하동맥 → 척추동맥 → 뇌바닥동맥 → 소뇌동맥 → 미로동맥을 거쳐 전정동맥이 되어서야 전정기관에 도착합니다. 미로동맥 크기가 0.2mm밖에 되지 않고, 전정동맥은 굵은 머리카락(0.05~0.15mm) 정도의 굵기입니다. 이처럼 가느다란 혈관이다 보니 아주 작은 문제만 생겨도 혈류가 쉽게 방해받습니다.

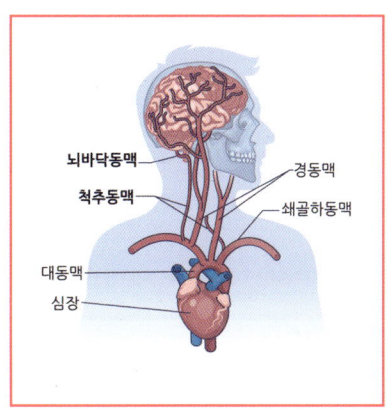

뇌로 가는 혈관 - 심장에서 뇌까지

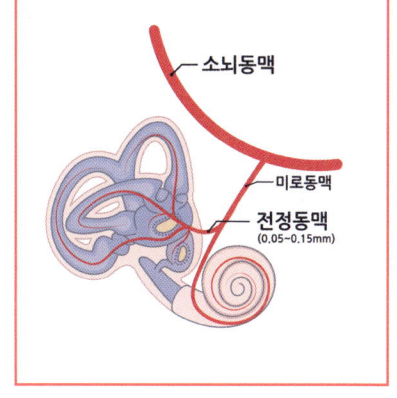

뇌혈관에서 전정기관까지의 혈관
심장에서 속귀까지의 혈관은 매우 깁니다. 마지막에는 머리카락 정도로 가는 혈관이 전정기관에 혈류를 공급하니 혈류장애가 잘 생깁니다.

경추 질환도 중요한 원인이 될 수 있습니다. 척추동맥은 목뼈 사이를 지나가는데, 퇴행성 목 질환으로 경추가 나빠지면 이곳을 지나가는 척추동맥도 압박을 받아 혈류장애가 생길 수 있습니다.

나이가 들수록 혈관기능이 떨어지니, 고령에서는 혈류장애가 더 잘 생깁니다. 심장 질환이나 뇌혈관 질환이 있는 경우도 역시 속귀로 가는 혈관이 좋지 않을 가능성이 높습니다.

한편 염증도 이석을 약하게 만듭니다. 바이러스에 의한 염증이든, 자가면역질환에 의한 염증이든 이석은 더 쉽게 떨어지게 됩니다. 전정신경염이라는 속귀의 염증성 질환도 이석증을 유발할 수 있습니다.

생활 습관도 큰 영향을 미칩니다. 과도한 음주, 밀가루 음식, 가공식품, 설탕이 많은 음식은 혈류를 방해하고 염증을 일으킵니다. 담배 역시 혈류를 나쁘게 하고 염증을 일으키는 주범입니다. 저도 술 마시고 다음 날 새벽에 이석증이 생긴 적이 있는데, 처음에는 단순한 숙취라고 착각했었습니다.

스트레스와 수면 부족

스트레스를 받아 스트레스 호르몬이 증가하고, 자율신경 중 교감 신경계가 과활성화 되면 몸 곳곳에 염증 반응이 일어납니다. 이석증으로 진료실을 찾은 환자분들의 이야기를 들어보면, 최근에 심한 스트레스를 받았거나 잠을 제대로 자지 못한 분들이 많습니다. 17년째 수많은 환자를 진료하다 보니 '스트레스는 만병의 근원'이라는 말이 허언이 아니라는 것을 피부로 느끼게 됩니다.

뇌세포 과흥분과 신경염증

'편두통(Migraine)'이라는 말은 오해를 부르는 잘못된 병명입니다. 현대 의학에서는 편두통이 단순히 '머리 한쪽이 아픈 것'을 의미하지 않기 때문입니다. 저는 환자분들에게 이를 '신경혈관성 두통', '뇌과흥분증후군', '뇌 두통', '혈관성 두통' 등으로 설명합니다. 이는 체질적으로 과민한 뇌를 가진 이들의 뇌세포가 여러 요인으로 인해 과흥분되는 상태로 스트레스, 수면 부족, 특정 음식, 생리 주기에 따른 호르몬 변화, 후덥지근한 날씨 등이 방아쇠가 되어 신경이 과흥분해서 신경염증이 생기고, 뇌혈관이 고무줄처럼 늘었다 줄기를 반복하는 것입니다.

반복되는 혈관의 수축과 이완으로 인한 혈류장애와 신경염증 반응으로 이석이 더 쉽게 떨어지게 됩니다. 또한 메니에르병처럼 속귀가 부어오르는 질환도 이석증을 잘 유발하는 원인 중 하나입니다.

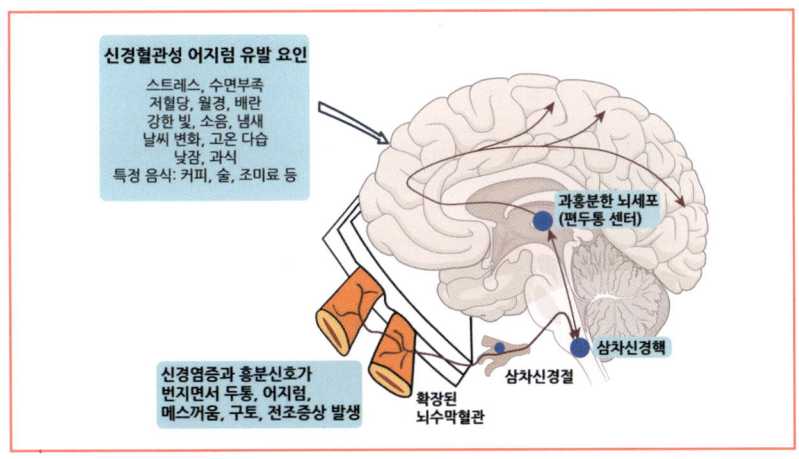

신경혈관성 두통(편두통)
각종 자극에 의해 과흥분한 뇌세포로 흥분 신호가 퍼지면서 신경염증과 혈관의 수축, 확장이 생깁니다. 이는 두통, 어지럼증, 메스꺼움, 구토, 시각전조 증상 등 다양한 문제를 일으킵니다. 신경염증과 혈관의 문제는 이석증의 원인이 됩니다.

개인적인 경험을 나누자면, 저도 어릴 때부터 신경혈관성 두통과 어지럼으로 고생했고 지금도 1년에 3~5회 정도는 두통을 겪습니다. 제가 겪었던 이석증은 이런 뇌과흥분 상태와 관련이 있었던 것 같습니다.

활동량 부족

이석증에 걸린 분들 중에는 하루 종일 집에만 있거나, 틈만 나면 누워 있는 경우가 많습니다. 서 있는 자세에서는 이석이 반고리관으로 들어가기 어렵습니다. 주로 한쪽으로 누워 있을 때 이석이 반고리관으로 굴러 들어가기 쉬운 자세가 됩니다. 오래 누워 있을수록 이석증이 생길 가능성이 높아집니다.

한쪽으로만 눕는 습관

이석증으로 진료실을 찾으신 분들의 수면 자세를 물어보면 왼쪽이면 왼쪽, 오른쪽이면 오른쪽으로만 누워 주무시는 분들이 상당히 많습니다.

물론 여러 이유가 있습니다. 단순히 편해서 그렇다는 분들도 있고, 어깨 수술을 한 상태라 한쪽으로만 누울 수 있다거나, 허리나 목의 통증

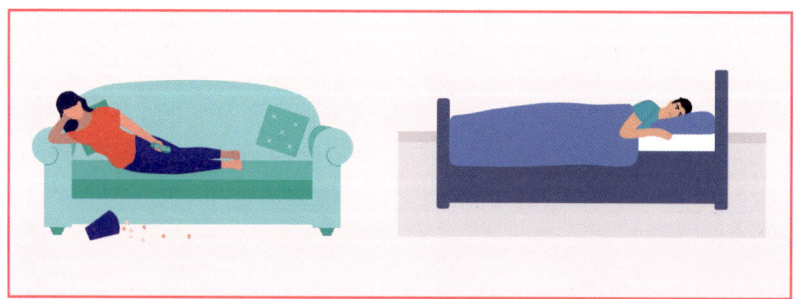

이석증의 원인
종일 누워 있거나, 잘 때 한쪽으로만 누워자는 습관은 이석증을 일으킬 수 있습니다.

때문에, 또는 침실 구조상 한쪽으로만 누워야 하는 등 다양합니다.

그러나 한쪽으로만 누워 자는 습관이 지속되면 이석이 잘 굴러 들어가니 해당 방향으로 이석증이 생길 가능성이 높아집니다. 따라서 가능하다면 한쪽 자세만 고집하지 말고, 왼쪽, 오른쪽, 바로 누운 자세 등 다양한 자세로 수면 자세를 취하는 것이 좋습니다.

이런 다양한 원인을 이해하고, 조절할 수 있는 원인들을 관리하는 것이 이석증 예방의 첫걸음입니다. 특히 잘못된 생활 습관이 있다면 개선하는 것이 우선이며, 이는 이석증 예방과 치료에 매우 중요합니다.

이석증 원인 설명 영상

신경과 전문의가 직접 겪은 이석증 이야기

   2023년 가을, 당시 저는 여러 문제로 스트레스를 받고 있었고, 의욕이 떨어져 운동도 잘 하지 않던 시기였습니다. 잠은 늦게 자기 일쑤였고, 기분도 약간 다운된 상태로 한 달가량 지내고 있었습니다. 그러던 중 모임이 있어서 술을 마시고 늦게 잠든 날이었습니다. 자다가 왼쪽으로 돌아눕는 순간, 갑자기 찾아온 심한 어지럼으로 잠에서 깼습니다. 다행히 구토가 날 정도는 아니었고, 가만히 있으니 1분도 안 되어 어지럼이 사라지기에 너무 졸려 그대로 다시 잠이 들었습니다.

   아침에 깨서 조심스럽게 상태를 확인하니 움직이지 않고 있을 때는 괜찮았지만, 고개를 왼쪽으로 돌리자 심한 어지럼이 느껴졌습니다. 메스꺼움도 있었지만 다행히 구토는 하지 않았고, 2~3분 정도 지나자 어지럼이 완전히 사라졌습니다.

   바로 이석증인지 확인하고 치료를 하기로 결정했습니다. 조심스럽게 앉은 후, 침대 끝으로 이동해 후반고리관 이석증을 확인하기 위한 자가 진단을 했습니다. 왼쪽으로 45도 머리를 돌리고 머리가 젖혀지게 뒤로 누웠습니다(자가 진단 방법은 뒤에서 알려드리겠습니다). 이 자세에서 훨씬 심한 어지럼과 메스꺼움이 느껴졌습니다. 평소 이석증을 잘 알고 있었기에 당황하거나 무섭지는 않았지만, 처음 겪는 분들은 심한 어지럼과 공포심을 느끼리라는 생각이 들었습니다.

바로 왼쪽 후반고리관 이석 바로잡기 운동을 했습니다. 그리고 5분 정도 앉아 있다가 조심스럽게 일어나 봤습니다. 다행히 큰 어지럼 없이 걸을 수 있었고, 평소처럼 출근 준비를 하는데도 약간의 어지럼만 있을 뿐 큰 문제는 없었습니다. 이후 출근해서 진료를 봤는데 일상생활에는 전혀 지장이 없었습니다. 오히려 아침에 이석증에 걸렸다는 사실을 잊어 확인을 위한 비디오 안진 검사도 받지 못했습니다. 저녁에 누웠을 때 약간의 어지럼이 있어 다음 날 아침 한 번 더 자가 운동을 했고, 그 후로는 완전히 좋아졌습니다.

한 달 후 비슷한 증상이 다시 찾아왔습니다. 이번에는 같은 방법으로 치료해도 잘 낫지 않았으나, 다행히 일상생활은 가능할 정도여서 출근해서 비디오 안진 검사를 했고, 지난번과 동일한 좌측 후반고리관 이석증임을 확인했습니다. 이번에는 병원의 도움을 받아서 치료했고, 한 번의 치료로 증상이 크게 호전됐습니다.

이와 같이 이석증을 겪고, 치료하고 재발 방지를 위해 노력하는 경험을 통해 이석증 어지럼이 너무나 무섭기도 하지만, 적절한 진단과 치료로 충분히 극복할 수 있는 질환이라는 것을 다시 한번 깨달았습니다. 그리고 이석증으로 고생하는 환자들의 증상에 더 잘 공감하게 됐습니다. 어지럼을 전문으로 보는 의사인 제가 직접 겪은 이석증 이야기를 들려드린 것은 이 이야기가 이석증으로 불안해하는 모든 분들께 위안이 되기를 바라기 때문입니다. 제가 이석증을 이겨냈듯 앞으로도 저를 잘 따라와주시면 이석증만큼은 완전 정복하실 수 있을 것입니다.

그럼 이제 이석증의 진단과 치료에 대해 더 자세히 설명해보도록 하겠습니다.

이석증이 또? 당황하지 말고 이렇게 하세요
- 이석증 응급 대응법

처음 겪는 심한 어지럼이 있거나, 위험 증상이 동반된다면 즉시 응급실에 방문해야 합니다. 하지만 이석증이 의심될 때는 다음과 같은 응급 대처법으로 급성 증상을 완화할 수 있습니다. 이석증을 겪어본 분이라면 재발 시 이석증 증상을 금방 알아차릴 수 있을 것입니다.

이석증이 갑자기 발생했다면, 우선 누워 있거나 앉아 있는 자세를 그대로 유지하는 것이 중요합니다. 앉아 있거나 서 있는 상태에서 어지럼이 왔다면 눕지 않는 것이 좋고, 머리를 바로 세운 자세 그대로 있어야 합니다. 반면 누운 상태에서 어지럼이 왔다면 머리를 움직이지 말고 그대로 계셔야 합니다. 고개를 숙인 상태에서 어지럼이 발생했다면 천천히 머리를 들어 올려 가만히 계세요.

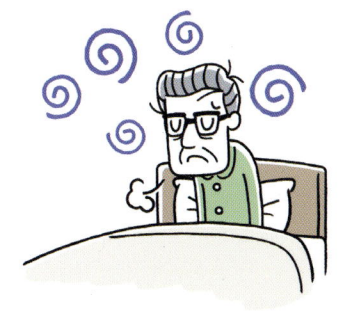

이석증 응급 대처 자세
이석증으로 어지러울 때는 고개를 숙이거나 눕지 말고, 머리를 세운 자세 그대로 가만히 있는 것이 좋습니다.

어지럼이 심해도 섣불리 자세를 바꾸면 증상이 악화할 수 있으니, 현재 자세를 3분 정도 유지합니다. 그러면 이석이 가라앉으면서 어지럼도 점차 감소할 것입니다. 이때 팔다리를 가볍게 움직여 보고 말을 해보면서, 응급실 방문이 필요한 위험 증상이 있는지 확인하세요.

어지럼이 가라앉으면 천천히 편한 자세로 바꾸고, 증상이 거의 사라질 때까지 기다립니다. 보통 10~30분이면 어지럼과 구역감이 감소합니다. 예를 들어 잠자리에서 어지럼이 발생했다면 그대로 누워서 기다리다가 다시 잠들어도 됩니다. 화장실에서 증상이 발생했다면 그 자리에서 증상이 호전될 때까지 기다린 후 천천히 이동하세요. 외부에서 증상이 발생했다면 무리하게 이동하지 말고, 가까운 곳에서 휴식을 취하는 것이 좋습니다.

심한 어지럼으로 구토가 생길 수 있는데, 구토 과정에서 머리를 숙이거나 움직이면 어지럼이 다시 심해질 수 있습니다. 이때 화장실로 이동하기보다는 비닐봉지나 큰 통을 사용하고, 구토 시에 고개를 최대한 적게 숙이고 움직이는 것이 좋습니다.

증상이 어느 정도 나아졌다면 비상약을 복용해서 불편함을 줄일 수 있습니다. 이석증을 경험해보신 분들은 멀미약, 신경안정제, 항구토제 등의 응급약을 미리 준비해두면 좋습니다. 약에 대한 자세한 설명은 책의 마지막 장에서 다루도록 하겠습니다.

어지럼이 너무 심할 때는 자가 진단이나 치료가 어려울 수 있습니다. 이석의 위치를 확인하고 되돌리는 과정에서 어지럼이 발생할 수밖에 없기 때문입니다. 이럴 때는 무리하게 자가 진단을 시도하지 말고, 병원을 방문하거나 몇 시간 후에 시도하세요. 자가 진단과 치료를 하기

30분 전에 미리 약을 먹는 것도 도움이 됩니다.

어지럼이 감당할 만한 수준일 때 자가 진단을 해보세요. 진단으로 이석의 방향을 파악했다면 자가 치료도 해볼 수 있습니다. 치료 후 10분 정도 휴식을 취한 뒤 움직여 보면 어지럼이 많이 감소했을 것입니다. 이 상태로 치료를 마무리하거나, 몇 시간 후 한 번 더 치료해서 남은 이석을 제거할 수 있습니다.

구역감과 구토 증상이 지속될 수 있으니 한 끼 정도는 식사를 건너뛰는 것이 좋습니다. 수분 섭취가 가능하다면 물이나 이온 음료로 수분을 보충하고, 1~2일 동안은 자극적이지 않은 음식을 소량씩 나눠 섭취하세요.

자가 치료 후 증상이 호전됐다면 반드시 병원을 방문할 필요는 없습니다. 다만 어지럼이 호전되지 않거나, 응급 증상이 동반되거나, 이틀 이상 증상이 지속된다면 반드시 병원을 방문하셔야 합니다.

이석증의 재발을 예측하기는 어렵지만, 적절한 대처법을 알고 있다면 두려워할 필요가 없습니다. 대부분은 감기처럼 치료할 수 있으며, 때로는 저절로 호전되기도 합니다. 이석증의 재발에 대한 두려움보다는 현명한 대처법을 기억해두시면 좋겠습니다.

이석증 응급처치 가이드

1. 첫 증상 발생 시 대처
- 현재 자세 그대로 유지하기 (3분간)
- 갑자기 움직이거나 고개 숙이지 않기
- 서 있거나 앉아 있다면 → 그 자세 유지
- 누워 있다면 → 계속 누워 있기
- 고개 숙인 상태라면 → 천천히 머리만 들기

2. 초기 증상 완화 후 (10~30분 소요)
- 천천히 편한 자세로 이동
- 급격한 자세 변경 피하기
- 증상 완전 호전까지 휴식 취하기

3. 구토 증상 시 대처
- 최대한 제자리에서 비닐봉지나 큰 통을 사용해 대처하기
- 고개를 최소한으로 움직이기
- 구토 시에도 머리 숙이는 동작 최소화

4. 약물 복용
- 증상 완화 후 복용 시작
- 준비해두면 좋은 약 : 멀미약(보나링), 신경안정제, 항구토제

5. 응급실 방문이 필요한 경우
- 처음 겪는 심한 어지럼
- 위험 증상 동반 시
- 2일 이상 증상 지속
- 자가 치료로 호전되지 않을 때

6. 식사 관리
- 첫 끼는 금식 권장
- 물/이온 음료로 수분 보충
- 1~2일간 자극적이지 않은 음식

- 소량씩 나눠 섭취
7. 회복기 주의 사항
  - 갑작스러운 머리 움직임 피하기
  - 충분한 휴식 취하기
  - 무리한 활동 피하기
  - 회복 후에도 천천히 움직이기

이석증 자가 진단
- 병원 안 가고 확인하는 방법

　앞서 이석증의 5가지 증상에서 이야기했듯이 갑자기 움직일 때 세상이 빙빙 도는 듯한 어지럼이 생기고, 1~2분 정도 지나 좋아진다면 이석증을 의심해볼 수 있습니다. 이때 이석증을 더 정확히 진단하고, 문제가 생긴 반고리관의 위치를 찾으려면 반고리관 방향을 따라 머리를 돌려보는 과정이 필요합니다. 이석이 반고리관 안에서 구를 때 어지럼과 함께 눈 떨림(의학용어로 '안진')이 나타납니다. 어떤 방향으로 움직일 때 눈 떨림 증상이 가장 심한지를 확인하면, 이석증 유무를 진단할 수 있을 뿐 아니라 어느 반고리관에 문제가 있는지도 알 수 있습니다. 이렇게 위치를 파악하면 '이석 바로잡기 운동'으로 자가 치료도 가능합니다.

　물론 자가 진단이 완벽할 수는 없습니다. 다른 질환을 이석증으로 오해할 수도 있고, 반고리관의 위치를 잘못 파악할 수도 있죠. 하지만 이석증 자가 진단과 치료 과정은 그리 오래 걸리지 않고 위험하지도 않으니 한 번쯤 시도해보는 것도 좋습니다. 다만 한 가지 꼭 알아두셔야 할 점이 있습니다. 자가 진단과 치료 과정에서는 이석을 굴려 봐야만 하므로, 어지럼은 피할 수 없습니다. 드물게 이 과정에서 이석이 더 깊이 들어가는 때도 있으니, 이 점을 고려하고 시도해보세요. 너무 걱정된다면 병원에서 정확한 진단을 받으시는 것이 좋습니다.

> **한눈에 보는 이석증 자가 진단과 치료 과정**
>
> 1. 후반고리관 이석증 진단 (오른쪽/왼쪽)
>   심한 어지럼이 있다면 → 바로 치료 시작 (79쪽 참조)
> 2. 수평반고리관 이석증 진단 (오른쪽, 왼쪽)
>   심한 어지럼이 생기면서 눈동자가 바닥을 향해 떨린다면
>   → 바로 치료 시작 (82쪽 참조)
>   눈동자가 천장을 향해 떨리거나 바비큐 방법으로 호전이 없다면
>   → 팽대부릉정 치료법 시행 (88쪽 참조)
> 3. 어지럽긴 하지만 심하지 않거나 방향을 모르겠다면
>   → 이석증 습관화 운동 시행 (93쪽 참조)
>
> **주의 사항**
> 동작을 취하기 힘들 정도로 어지럽거나 구토 증상이 나타난다면?
> 움직이지 말고 가만히 기대어 앉거나 높은 베개를 베고 쉬세요.
> 활동할 수 있으면 다시 시작해도 좋지만, 고개 숙이는 자세는 피하세요.
> 30분 이상 충분히 쉬고 나서 다시 검사하세요.
> 여전히 힘들다면 병원을 방문하세요.

1. 후반고리관 이석증 진단하기

후반고리관 이석증이 가장 흔하니 후반고리관 진단부터 시작합니다. 진단 과정에서 어지럼이 생기면, 그 방향의 반고리관에 문제가 있다는

뜻입니다. 이 경우 더 이상의 진단 없이 바로 해당 반고리관의 이석 바로잡기 운동을 시작하면 됩니다.

후반고리관 이석증 진단 방법(Dix-Hallpike test)

1. 앉은 상태에서 머리를 오른쪽으로 45도 돌립니다.
2. 머리가 오른쪽을 향한 상태 그대로 침대 끝에서 머리가 뒤로 떨어지게 눕습니다. 혹은 어깨에 높은 베개를 대고, 머리를 젖혀 뒤로 눕습니다. 1분간 기다리면서 어지럼을 관찰한 후 일어납니다.
3. 앉은 상태에서 머리를 왼쪽으로 45도 돌립니다.
4. 왼쪽을 향한 상태 그대로 침대 끝에서 머리가 뒤로 떨어지게 눕습니다. 혹은 등에 높은 베개를 대고 머리를 젖혀 뒤로 눕습니다. 1분간 기다리면서 어지럼을 관찰한 후 일어납니다.

진단 포인트

- 누울 때나 일어날 때 심한 어지럼이 있다면 후반고리관 이석증일 가능성이 높습니다.
- 도움을 줄 사람이 있다면 눈동자 움직임도 함께 관찰하세요.
  눈동자가 위(눈썹을 향해)로 떨리거나, 회전하는 떨림이 있으면 더욱 확실합니다.

판단하기

- 오른쪽과 왼쪽 중 더 심한 쪽에 이석증이 있는 것입니다.
- 방향까지 확실하다면 바로 후반고리관 이석증 치료를 시작하세요.
- 방향이 확실하지 않다면 양쪽 다 치료하거나, 이석증 습관화 운동을 해보세요.
- 어지럽지 않거나 어지럼이 약하다면 수평반고리관 이석증 진단으로 넘어가세요.

- 눈동자가 아래(코를 향해)로 떨리는 경우는 특수한 경우이므로, 반드시 병원에서 정확한 진단을 받으세요.

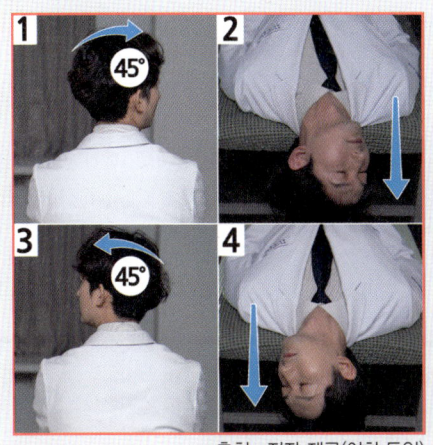

후반고리관 이석증 진단 방법

후반고리관 이석증의 눈 떨림 영상

출처 : 저자 제공(이하 동일)

2. 수평반고리관 이석증 진단하기

수평반고리관 이석증 진단 방법(Supine head roll test)

1. 베개를 베고 눕습니다.
2. 오른쪽으로 머리를 90도 돌리고, 1분간 어지럼을 관찰합니다.
3. 다시 하늘로 머리를 돌리고, 1분간 휴식을 취합니다.
4. 왼쪽으로 머리를 90도 돌리고, 1분간 어지럼을 관찰합니다.

진단 포인트
- 고개를 약간 숙여, 정수리가 30도 정도 들리게 하면 좋습니다.
- 머리를 옆으로 돌렸을 때 심한 어지럼이 나타나면 수평반고리관 이석증입니다.

- 더 심한 어지럼이 나타나는 쪽에 이석증이 있을 가능성이 높습니다.
- 방향을 확인했다면 수평반고리관 이석증 치료를 시작하면 됩니다.
- 다만 다음에 설명할 팽대부릉정 이석증일 가능성도 있으니 조심해야 합니다.

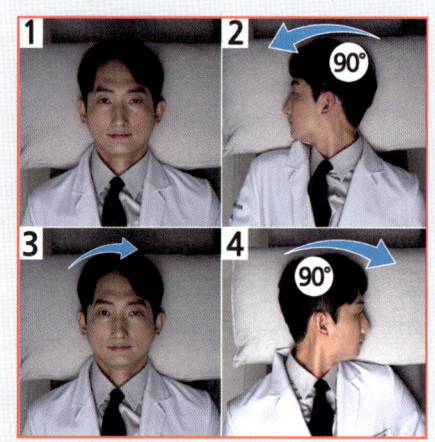

수평반고리관 이석증에는 **2가지** 타입이 있습니다.

① 반고리관 이석증 : 이석이 반고리관 안에서 굴러다니는 일반적인 이석증
② 팽대부릉정 이석증 : 이석이 팽대부릉정이라는 곳에 달라붙은 특수한 이석증

이 2가지 타입은 눈 떨림의 방향으로 구분할 수 있습니다.

수평반고리관 이석증 타입 구분하는 방법

반고리관 이석증의 경우
- 눈동자가 바닥을 향해 튑니다.
- 즉 왼쪽으로 고개 돌릴 때는 왼쪽으로, 오른쪽으로 돌릴 때는 오른쪽으로 떨립니다.
- 더 심한 쪽이 문제가 있는 쪽입니다.

팽대부릉정 이석증의 경우
- 눈동자가 하늘을 향해 튑니다.
- 즉 왼쪽으로 고개 돌릴 때는 오른쪽으로, 오른쪽으로 돌릴 때는 왼쪽으로 떨립니다.
- 더 약한 쪽이 문제가 있는 쪽입니다.
- 앉아 있다가 바로 누울 때는 문제가 있는 쪽으로 눈이 떨립니다.

반고리관 이석증과 팽대부릉정 이석증의 눈 떨림 영상

도와주는 사람이 있다면 눈 떨림을 확인해서 정확한 타입을 나눈 후에 치료하는 것이 좋습니다. 혼자라면 더 흔한 반고리관 이석증 치료로 시작해보세요.

3. 전반고리관 이석증 진단하기

전반고리관 이석증의 진단 자세는 후반고리관 진단과 동일합니다. 그러나 몇 가지 중요한 차이점이 있습니다.

- 머리를 뒤로 젖힌 자세에서 눈동자가 '아래쪽'인 코를 향해 떨립니다.
- 어지럼과 눈 떨림이 더 '약한' 쪽이 문제가 있는 쪽입니다.

전반고리관 이석증은 전체 이석증 중 0.7~2%뿐으로 매우 드뭅니다. 그리고 전반고리관은 구조상 입구가 바닥을 향하고 있어서 별다른 치료 없이도 이석이 자연스럽게 빠져나가 좋아지는 경우가 많습니다. 문제는 아래로 향하는 눈 떨림은 뇌경색에서도 나타날 수 있어 위험하다는 점입니다. 따라서 전반고리관 이석증이 의심되면 병원에 꼭 가야 하고, 필요시 뇌 MRI를 찍는 것이 안전합니다. 다만 이미 병원에서 전반고리관 이석증을 진단받고 자가 운동이 필요하신 분들을 위해 이에 관한 치료법은 뒤에 더 자세히 설명해드리겠습니다.

이석증 진단에서 눈동자 움직임이 중요한 이유

간단하고 재미있는 테스트를 한번 해보겠습니다.

① 글자가 적힌 종이를 눈앞에 들고 종이를 좌우로 빠르게 움직여보세요.
→ 글자를 읽기가 어려우시죠?
② 이번에는 종이는 가만히 두고 머리를 좌우로 흔들어보세요.
→ 신기하게도 글자가 선명하게 보일 것입니다.

이것이 가능한 이유는 우리 몸의 반고리관이 눈과 정교하게 연결되어 있기 때문입니다. 머리가 오른쪽으로 30도 돌아가면 눈은 자동으로 왼쪽으로 정확히 30도 움직입니다. 위아래로 움직여도, 어느 방향으로 움직여도 마찬가지입니다.

이런 정교한 전정-안 반사 작용(Vestibulo-ocular reflex) 덕분에 우리는 움직이면서도 원하는 사물을 정확히 볼 수가 있습니다. 그에 따라 머리가 움직일 때 눈동자가 자동으로 움직인다는 특성을 이용해서 전정기능의 이상 여부를 정확하게 판단할 수 있습니다. 이석증, 전정신경염 등의 어지럼이 있으면 뇌는 빙글빙글 회전한다고 생각하기 때문에 반사적으로 눈의 떨림이 생기는 것입니다.

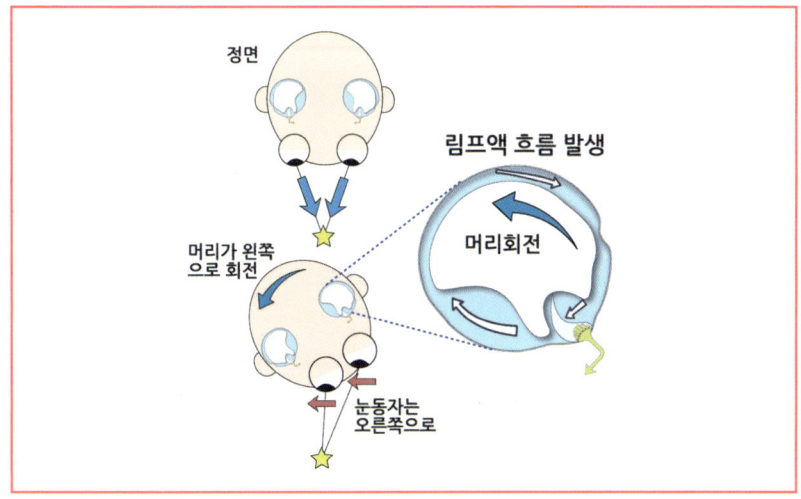

눈동자 움직임을 검사하는 이유
머리가 회전하면 반고리관 내의 림프액이 한 방향으로 흐릅니다. 이런 림프액 흐름은 눈동자를 머리의 회전 방향과 반대 방향으로 움직이게 해, 머리가 움직여도 사물을 계속 바라볼 수 있게 해줍니다. 그래서 눈동자 움직임을 살펴보면 림프액의 흐름, 즉 반고리관의 이상 여부를 확인할 수 있습니다.

이석 바로잡기 운동
- 병원 가지 않고 5분 만에 해결하는 법

　이석증으로 고생을 덜 하려면, 특히 후유 증상을 예방하려면 초기에 적극적으로 이석증을 치료해 하루라도 빨리 어지럼을 낫게 해야 합니다. 그 효과는 매우 좋으면서도, 다른 어지럼증보다 치료가 쉽고 간단합니다.

　이석 바로잡기 운동은 이석증 환자에게 필수이며, 치료 후 집에서 할 수 있는 자가 치료 운동, 일상생활이나 눕는 자세, 일상 운동 등을 개개인에게 처방합니다. 이번 책에서는 혼자서 따라 할 수 있는 이석증 치료 운동을 알려드리려고 합니다. 절대 어렵지 않습니다. 많은 분들이 스스

이석증 치료 후기

출처 : '신경과전문의 박재현' 유튜브

로 이석증을 치료했다는 사실을 믿어보세요.

먼저 치료 원리를 설명드릴게요. 이석증은 작은 이석이 구슬처럼 귓속을 돌아다니며 어지럼이 생기는 것이죠. 미로 속에서 구슬이 굴러다닌다고 상상해보세요. 이 구슬을 다시 제자리로 돌려놓는 것이 바로 '이석 바로잡기 운동'입니다. 따라서 어떤 반고리관에 이석이 들어갔는지만 알면, 머리를 특정 방향으로 움직여서 이석을 원래 자리로 돌려보낼 수 있습니다. 미로에 들어간 구슬을 빼내듯이요.

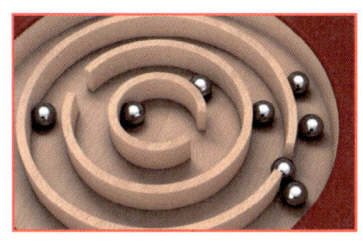

이석을 치료하는 것은 미로 속의 구슬을 빼내는 것과 비슷합니다.

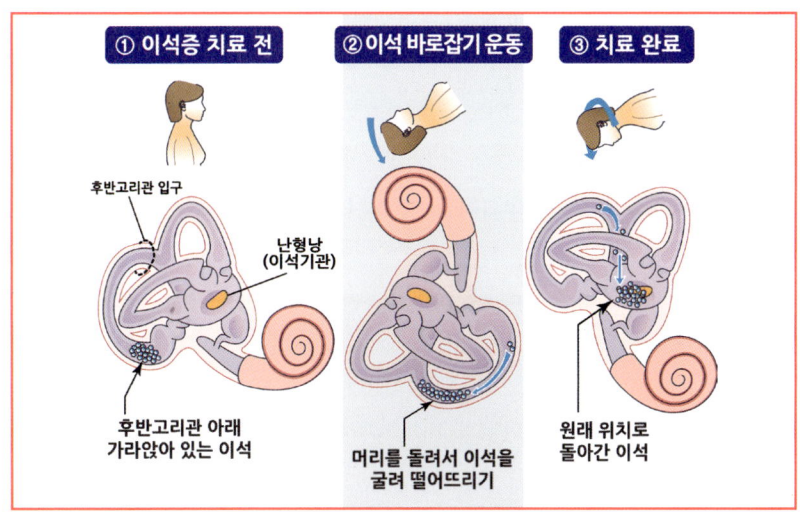

이석이 원위치로 돌아가는 과정
머리를 이리저리 돌려서, 반고리관 속의 이석을 굴러 떨어뜨리면 이석을 원위치로 되돌릴 수 있습니다. 약 3~5분 정도의 이 과정을 거치면 이석증 치료가 됩니다. 한 번에 모든 이석이 빠져나오기도 하고, 잘 빠져나오지 않아서 몇 차례 혹은 며칠 이상의 치료가 필요하기도 합니다.

치료를 위해 혼자서 어떤 운동을 할지 정하기는 어렵습니다. 잘못 판단하기도 쉽고요. 전문적인 지식과 경험을 가진 전문의가 정밀한 검사 장비로 확인하는 것이 좋습니다만 치료 자체는 어렵지 않으니, 간단히 집에서 시도해볼 수도 있습니다. 한 번의 자가 치료로도 40~80%의 이석증이 호전되며, 반복하면 80~90%까지 좋아질 수 있습니다.

자가 치료의 몇 가지 주의 사항은 다음과 같습니다.

1. 치료 과정에서 이석이 구르기 때문에 어지럼이 생깁니다. 하지만 대부분 1~2분 이내에 좋아지니 잠시만 견뎌주세요.
2. 구토가 심하다면 30분 정도 휴식을 취하세요. 이때는 뒤로 기대앉거나 높은 베개를 베고 쉬는 것이 좋습니다.
3. 너무 어지러우면 멀미약이나 구토억제제를 복용 후 시도해도 좋습니다.
4. 치료는 하루 3회 해봅니다. 증상이 경미하거나 빠른 치료를 원한다면 한 번에 2~3회씩 해도 됩니다.
5. 하루 정도 시도했는데도 어지럽다면 병원에 가서 정확한 진료를 받으세요.
6. 간혹 잘못된 방향으로 치료하면 이석이 더 깊이 들어갈 수 있습니다. 이는 드문 경우이며 반복 치료로 개선되지만, 걱정된다면 혼자 시도하지 말고 전문의의 정확한 진단을 받으세요.
7. 치료 후 주의 사항 : 30분~1시간은 눕지 말고 바른 자세를 유지하세요. 하루 동안은 고개를 숙이거나 뒤로 젖히는 것을 피하세요.
8. 잘 때는 증상이 없는 쪽으로 눕거나, 베개를 살짝 높여 바로 누우세요.

자, 이제는 구체적인 치료법을 알려드리겠습니다. 부디 이 책을 통해 여러분의 모든 어지럼이 빨리 낫기를 바랍니다.

후반고리관 이석 바로잡기 운동
- 에플리법

첫 번째로 후반고리관 이석증 치료 운동을 알려드릴게요. 첫 동작은 이전에 알려드린 진단법과 동일합니다.

에플리법(Modified Epley maneuver) - 오른쪽 후반고리관 치료

1. 앉은 상태에서 머리를 오른쪽으로 45도 돌립니다.
2. 침대 끝에서 머리가 떨어지게 뒤로 눕습니다. 높은 베개를 어깨 뒤에 받쳐, 머리를 젖히고 누워도 됩니다. 어지럼이 사라질 때까지 1분 정도 기다립니다.
3. 왼쪽으로 비스듬하게 머리를 돌립니다.
4. 1분 후 왼쪽으로 몸을 세우면서 머리는 바닥 쪽으로 비스듬히 돌립니다.
5. 1분 후 일어날 때, 바닥을 그대로 보면서 머리를 바로 세웁니다.

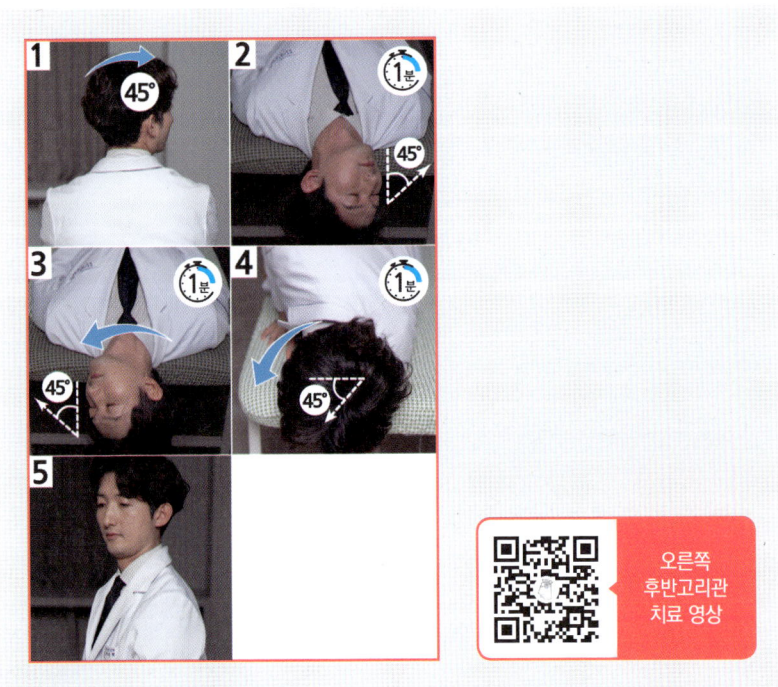

오른쪽
후반고리관
치료 영상

에플리법(Modified Epley maneuver) - 왼쪽 후반고리관 치료

1. 앉은 상태에서 머리를 왼쪽으로 45도 돌립니다.
2. 침대 끝에서 머리가 떨어지게 뒤로 눕습니다. 높은 베개를 어깨 뒤에 받쳐 머리를 젖히고 누워도 됩니다. 어지럼이 사라질 때까지 1분 정도 기다립니다.
3. 오른쪽으로 비스듬하게 머리를 돌립니다.
4. 1분 후 오른쪽으로 몸을 세우면서 바닥 쪽으로 비스듬하게 머리를 돌립니다.
5. 1분 후 일어날 때, 바닥을 그대로 보면서 머리를 바로 세웁니다.

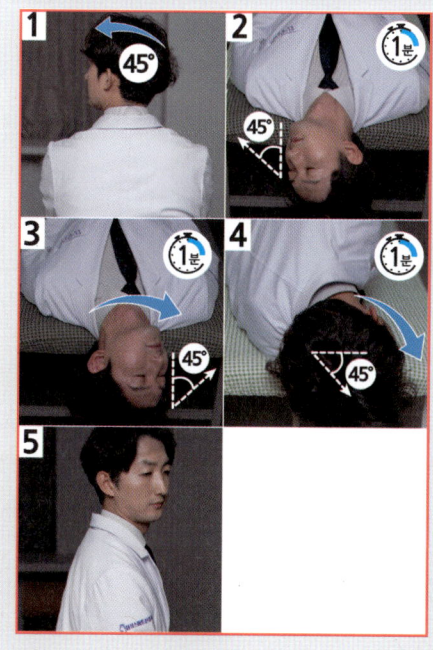

왼쪽 후반고리관 치료 영상

수평반고리관 이석 바로잡기 운동
- 바비큐법

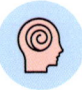

수평반고리관 이석증은 2가지 형태가 있습니다.

① 일반적인 **'반고리관 이석증'**
② 이석이 팽대부릉정에 달라붙은 **'팽대부릉정 이석증'**

먼저 일반적인 반고리관 이석증의 치료법인 바비큐법을 설명하겠습니다. 이 치료로 효과가 없거나, 자세를 취할 때 눈 떨림이 하늘을 향하는 경우에는 팽대부릉정 이석증을 의심해볼 수 있습니다. 참고로 바비큐법이라는 이름은 마치 바비큐를 굽듯이 몸을 돌리는 동작에서 유래했습니다.

바비큐법(Barbecue roll maneuver)
- 오른쪽 수평반고리관(일반적인 반고리관 이석증) 치료법

1. 베개를 베고 눕습니다.
2. 오른쪽으로 머리를 90도 돌립니다.
3. 1분 후 하늘을 향해 머리를 돌립니다.
4. 1분 후 왼쪽으로 머리를 90도 돌립니다. 몸도 왼쪽으로 돌립니다.
5. 1분 후 얼굴은 바닥을 향해 돌립니다.
6. 1분 후 바닥을 보면서 천천히 일어납니다.

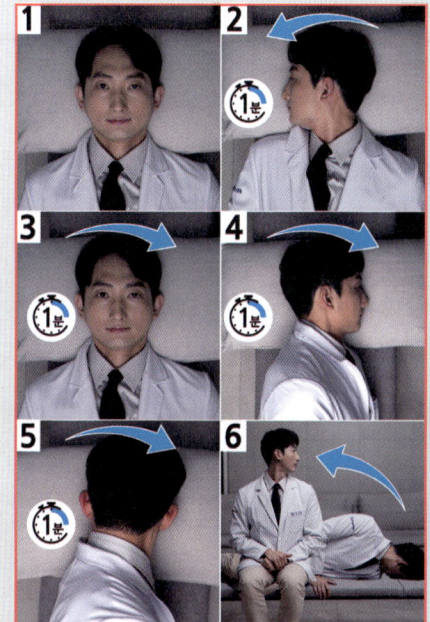

오른쪽
수평반고리관
치료 영상

바비큐법 - 왼쪽 수평반고리관(일반적인 반고리관 결석증) 치료법

1. 베개를 베고 눕습니다.
2. 왼쪽으로 머리를 90도 돌립니다.
3. 1분 후 하늘을 향해 머리를 돌립니다.
4. 1분 후 오른쪽으로 머리를 90도 돌립니다. 몸도 오른쪽으로 돌립니다.
5. 1분 후 얼굴은 바닥을 향해 돌립니다.
6. 1분 후 바닥을 보면서 천천히 일어납니다.

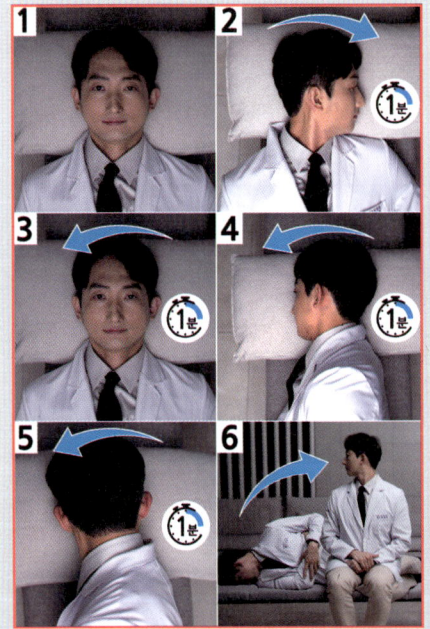

왼쪽
수평반고리관
치료 영상

치료가 어려운 이석증, 팽대부릉정 이석증

　이석증의 치료는 반고리관에서 이석을 잘 굴려서 밖으로 빼내는 것입니다. 하지만 이석이 원하는 대로 잘 구르지 않는 특수한 타입의 이석증이 있는데 그것이 바로 **'팽대부릉정 이석증'**입니다. 이는 일반적인 이석증 치료의 절반 정도의 성공률을 보이는 까다로운 형태입니다.

　반고리관 가장 안쪽에는 젤라틴처럼 말랑하고 끈적한 기둥 모양의 '팽대부릉정'이 있습니다. 정상적으로는 이 기둥이 물의 흐름에 따라 휘어지면서 머리의 움직임을 감지합니다. 간혹 이석이 이 깊숙한 곳까지 들어가 끈적한 기둥에 달라붙는 경우가 있습니다. 이런 현상은 후반고리관보다는 병목처럼 좁아지는 부분이 있는 수평반고리관에서 더 자주 발생합니다.

　팽대부릉정 이석증의 특이한 점은 어지럼이 일반 이석증과 정반대로 나타난다는 것입니다. 이는 이석이 직접 팽대부릉정에 붙어서 휘어지게 만들기 때문입니다. 눈 떨림의 방향도 반대로 나타나고, 어지럼이 약하게 나타나는 쪽이 오히려 문제가 있는 쪽입니다. 다만 왼쪽과 오른쪽을 구분하는 것은 전문가인 의사들도 어려워하는 경우가 많아, 되도록 병원에서 정확한 진단을 받으시기를 권유합니다.

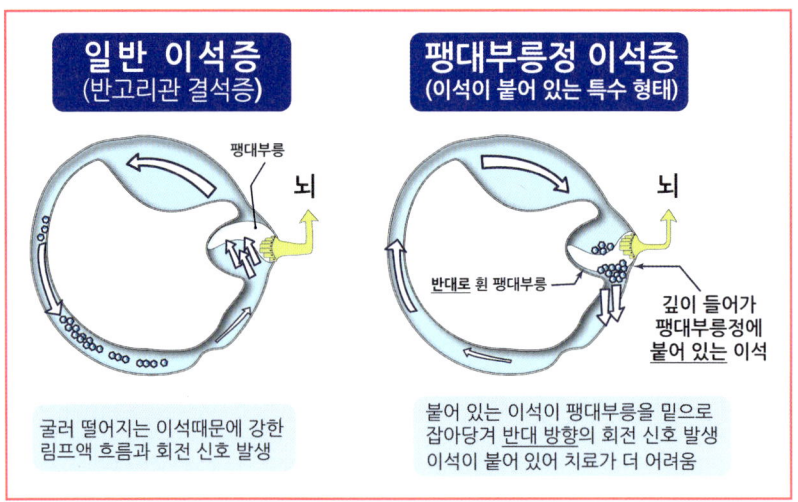

일반적인 반고리관 이석증과 팽대부릉정 이석증의 차이
보통의 이석증은 이석이 중력 때문에 아래로 구르는 힘에 의해 강한 림프액 흐름이 생겨 팽대부릉을 휘게 만듭니다. 반면 팽대부릉정 이석증은 팽대부릉정에 이석이 붙어 있어서, 팽대부릉을 아래로 잡아당기기 때문에 일반적인 이석증과는 반대 신호를 보냅니다.

치료도 일반 이석증보다 까다롭습니다. 이석이 안쪽에 붙어 있기 때문에 단순히 머리를 돌리는 것만으로는 잘 바로잡히지 않습니다. 머리를 흔들거나, 귀 뒤쪽 뼈 부분을 두드려서 이석을 떨어뜨려야 합니다. 문제가 생긴 반대쪽으로 오래 누워 있어 중력으로 자연스럽게 이석이 떨어져 나오게 하는 방법도 있습니다.

치료가 쉽지 않은 만큼 하루 3회, 매회 2~3번씩 반복하는 적극적인 치료를 권장합니다. 일반 이석증이 며칠 내에 호전되는 것과 달리, 팽대부릉정 이석증은 1주일 이상의 치료 기간이 필요한 경우가 자주 있고, 심한 경우 6개월 이상 지속되는 때도 있습니다.

그리고 팽대부릉정 이석증은 치료 과정에서 어지럼이 일시적으로 더 심해지는 경우가 있습니다. 붙어 있던 이석증이 떨어져 나와야만 반고리관 밖으로 빠져나갈 수 있는데, 떨어져 나올 때 어지럼을 더 심하게 느끼는 것이죠. 이렇게 치료 중 더 심한 어지럼을 호소해서 다시 검사해보면, 팽대부릉정 이석증에서 일반적인 반고리관 이석증으로 좋아진 경우가 많습니다. 그러니 치료 중 더 심한 어지럼이 생겼다고 해서 크게 걱정할 필요 없습니다.

일반 반고리관 이석증과 팽대부릉정 이석증 비교표

구분	반고리관 이석증	팽대부릉정 이석증
이석 위치	반고리관 안에서 자유롭게 움직임	팽대부릉정에 부착
눈 떨림 방향	· 바닥 방향 · 오른쪽으로 누우면 오른쪽 방향 · 왼쪽으로 누우면 왼쪽 방향	· 하늘 방향 · 오른쪽으로 누우면 왼쪽 방향 · 왼쪽으로 누우면 오른쪽 방향
증상 강도	어지럼과 눈 떨림이 강한 쪽의 문제	어지럼과 눈 떨림이 약한 쪽의 문제
치료 효과	빠르게 좋아짐	치료가 오래 걸림
치료 방법	바비큐법	진동 치료, 아피아니법 등

잘 낫지 않는 팽대부릉정 이석증, 이렇게 치료하세요

팽대부릉정 이석증은 치료가 어렵기 때문에 여러 방법을 같이 사용하는 경우가 많습니다. 그중 따라 하기 쉬운 3가지 방법을 소개해드릴게요. 각각 다른 방식의 치료이니 1번 진동치료 후 2번인 이석 바로잡기 운동을 하셔도 좋습니다. 잘 때는 3번 치료처럼 반대쪽으로 누워서 자는 것이 좋습니다.

횟수는 한 번에 2~3번씩, 아침, 점심, 저녁 3번 이상 치료하는 것을 권해드립니다.

1. 이석 떨어뜨리기
다음의 3가지 방법 중 편한 것을 선택하거나 동시에 시행하세요.

1. 이석이 떨어진 귀 뒤 뼈를 손날로 30초간 두드려주기
2. 전동마사지기를 이석이 떨어진 귀 뒤 뼈에 대고 진동
3. 30도 정도 머리 숙인 채로 30초간 머리를 빠르게 좌우로 흔들기

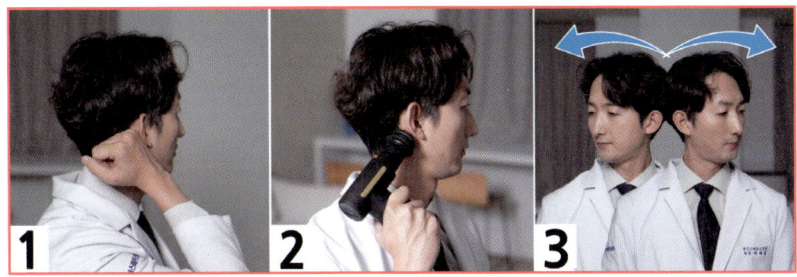

이석 떨어뜨리는 방법

 팽대부릉정 이석 떨어뜨리기 영상

2. 아피아니법(Appiani maneuver)

빠른 자세 변화로 이석을 떨어뜨리는 방법입니다. 증상이 있는 방향에 따라 다르게 시행합니다.

아피아니법 치료법

오른쪽 수평반고리관 팽대부릉정 이석증
1. 편하게 앉습니다.
2. 정면을 본 상태에서 오른쪽 옆으로 빠르게 눕습니다.
3. 2분 후 고개를 하늘 방향으로 45도 돌립니다.
4. 다시 2분 후 일어납니다.

왼쪽 수평반고리관 팽대부릉정 이석증
1. 편하게 앉습니다.
2. 왼쪽으로 빠르게 눕습니다.

3. 2분 후 고개를 하늘 방향으로 45도 돌립니다.
4. 다시 2분 후 일어납니다.

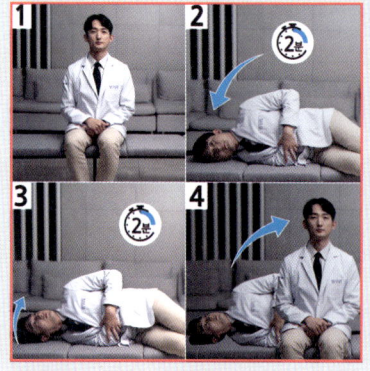

왼쪽 팽대부릉정 이석증 치료

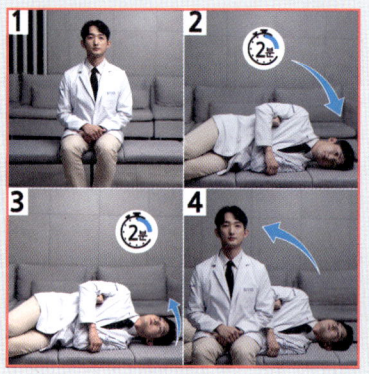

오른쪽 팽대부릉정 이석증 치료

팽대부릉정 이석증 치료 영상(왼쪽, 오른쪽 모두 포함)

3. 반대편으로 오래 누워 있기

- 정상인 귀가 바닥을 향하게 눕습니다.
- 이석증이 생긴 귀는 위로 향하게 합니다.
- 가능한 한 이 자세로 오래 유지합니다.
- 잘 때도 같은 자세를 유지합니다.

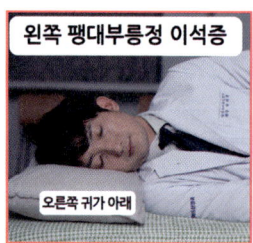
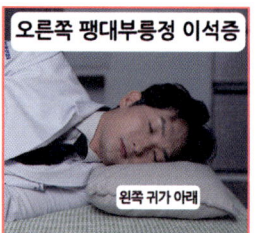

팽대부릉정 이석증인 경우 자는 자세

전반고리관 이석증 치료

앞서 설명한 대로 전반고리관 이석증 자가 진단 및 치료는 권하지 않습니다. 다만, 병원에서 전반고리관 이석증으로 진단받은 분들을 위해서 야코비노 치료법을 소개합니다. 이 치료법은 왼쪽이나 오른쪽 구분 없이 시행할 수 있습니다.

야코비노 치료법(Yacovino maneuver)
- 좌우 구분 없이 시행

1. 똑바로 앉은 자세에서 시작합니다.
2. 높은 베개를 등에 대고 머리를 30~45도 정도 뒤로 젖혀 눕습니다.
3. 30초 후에 머리를 최대한 세워줍니다.
4. 다시 30초 후에 천천히 일어납니다.

주의 사항
- 머리를 세울 때는 목 부담을 줄이기 위해 다른 사람의 도움을 받는 것이 좋습니다.

- 치료 후 1시간 동안은 누워 있지 않도록 합니다.
- 하루에 3번 정도 실시하되, 두 번째 자세에서 어지럼이 없으면 치료를 더 하지 않아도 됩니다.
- 일상생활 중 어지럼이 다시 나타나면 치료를 반복합니다.

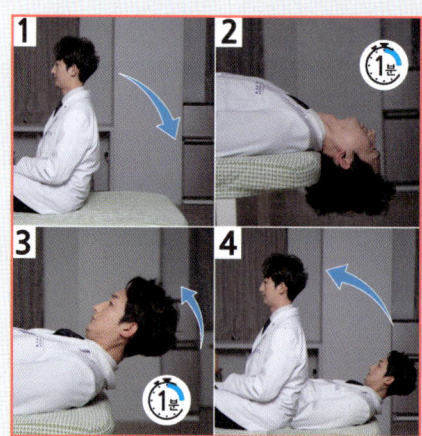

전반고리관
이석증
치료 방법

이석증 습관화 운동법
- 이석증이 약간만 남았거나 방향을 모를 때

이석증 습관화 운동(Brandt-Daroff Exercise)은 마치 좌우로 흔들리는 오뚜기처럼 간단한 동작입니다. 한 연구에 따르면 이 운동의 치료 효과는 100명 중 80명에게서 나타날 정도로 우수하다고 합니다.

이는 다음과 같은 상황에서 유용합니다.

① 이석증의 정확한 방향을 알기 어려울 때
② 이석증 치료 후 약간의 불편함이 남았을 때
③ 이석증 치료 후 검사 결과는 정상이나 어지럼이 계속될 때

이 운동으로 이석이 원래 자리로 돌아가기도 하지만, 가장 큰 효과는 뇌가 어지럼에 적응하도록 돕는 데 있습니다. 이석증 후에는 평형감각이 교란되어 뇌가 혼란을 겪습니다. 이석증 습관화 운동은 이런 뇌의 혼동을 줄여 평형감각의 재보정을 돕는 과정입니다.

이석증 습관화 운동 방법(Brandt-Daroff exercise)

1. 고개를 오른쪽 45도로 돌린 후 왼쪽으로 눕습니다.
2. 30초 후 일어나 앉습니다.
3. 고개를 왼쪽 45도로 돌린 후 오른쪽으로 눕습니다.
4. 30초 후 다시 앉습니다.

주의 사항

- 하루 3회, 매회 3~5번씩 반복합니다.
- 운동 중 어지럼은 자연스러운 현상입니다.
- 심한 어지럼이나 구토감이 있으면 30분간 휴식 후 다시 시작합니다.
- 드물게 증상이 악화할 수 있으나, 꾸준히 하면 대부분 호전됩니다. 심하게 악화하는 경우 병원 진료를 받아야 합니다.
- 증상이 없어질 때까지 수일에서 수 주간 지속합니다.

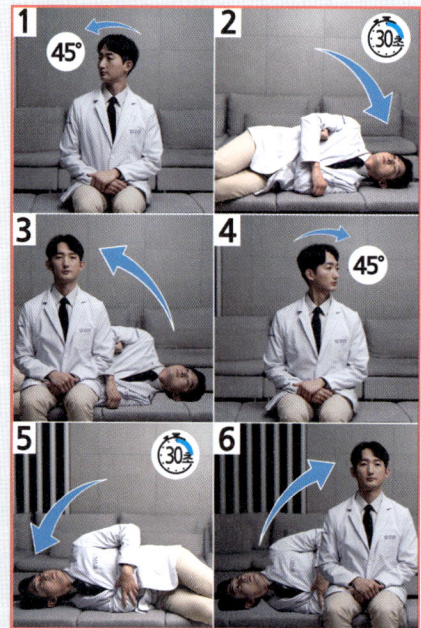

이석증 습관화 운동 영상

이석증 치료하셨나요?
이제 이것을 조심하세요

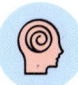

이석 바로잡기 운동으로 반고리관에서 이석을 제거하면, 이석이 원래 있던 자리로 돌아가 부착이 되거나 1~2주 안에 이석이 자연스럽게 녹아 없어집니다. 그러나 이석이 없어지기 전에 다시 들어가는 경우가 있으니, 재발을 막기 위해 지켜야 하는 생활 수칙을 알려드리겠습니다.

이석증 치료 후 생활 수칙

즉시 지켜야 할 사항

- 치료 직후 1시간은 앉아 있거나 서 있습니다.
  연속해서 치료하려면 5~10분 정도 앉아 있다가, 다음 치료를 반복합니다.
- 잠자리에서는 높은 베개를 사용하고, 문제없는 방향으로 눕습니다.
- 이틀 정도는 고개 숙이기를 피합니다.
  - 머리 감기 대신 샤워하기
  - 무릎을 굽혀 기마자세로 세수하기
  - 물건 주울 때, 신발 신을 때 허리를 숙이지 말고 쪼그려 앉기

일상생활 관리
- 적당한 활동량을 유지하고, 잘 때 외에 누워 있는 것은 피해야 합니다.
- 물을 많이 마셔야 합니다. 평소보다 하루 500~1,000ml 정도 더 마셔줍니다.
- 술과 담배는 피합니다.
- 건강한 식사를 하고 단 음식은 제한합니다.
- 목에 과도한 힘을 주지 않습니다.

운동 관리
- 수영, 조깅, 골프, 테니스 등 격렬한 운동은 1주일간 중단합니다.
- 가벼운 이석증은 2~3일 정도 휴식으로 충분합니다.

일상 활동
- 산책, 장 보기, 가벼운 집안일은 가능합니다.
- 위험하지 않은 업무는 가능합니다.
- 운전 중 사고 위험이 있으니 가능한 한 운전을 하지 않습니다.
- 비행기 탑승에는 제한이 없습니다.

특별히 주의할 점

활동량 유지가 중요합니다. 많은 분이 어지럼이 두려워 종일 누워 있거나 가만히 있습니다. 하지만 이는 오히려 회복을 더디게 합니다. 마치 감기에 걸렸을 때 적당한 운동이 회복에 도움이 되는 것처럼, 가벼운 활동은 이석이 제자리를 찾는 데 도움이 됩니다.

뒷목 관리도 중요합니다. 어지럽지 않으려고 목에 힘을 과도하게 주면 두통이나 목 통증이 생길 수 있습니다. 높은 베개 사용도 목 통증의 원인이 될 수 있으니, 평소 사용하던 베개의 높이를 고려해 적절한 높이의 베개를 선택해야 합니다. 빨리 나으려면 병원 치료를 받거나 자가 운동을 열심히 하세요. 어지럼 응급약은 3~5일 이내로만 복용하는 것이 좋습니다.

이석증 치료 후에도 어지러우신가요?

이석 바로잡기 운동으로 치료를 받았는데도 어지럼이 계속되는 경우가 있습니다. 이런 경우에는 병원에서 '다 나았다'라는 소견을 받고도 불편함을 호소하게 됩니다.

주요 원인은 다음의 3가지이며, 원인에 맞는 해결 방법이 있습니다.

1. 정상적인 이석증 치료 후 잔여 어지럼
2. 이석이 아직 남아 있는 경우
3. 평형감각의 혼란과 어지럼에 대한 과도한 공포

치료 후 자연스러운 회복 과정

이석이 제자리로 돌아간 후에도 귓속 환경이 안정되려면 시간이 필요합니다. 흙탕물에서 굵은 모래는 다 가라앉았어도 물이 맑아지려면 시간이 걸리듯, 림프액이 정상화되고 뇌가 적응하는 데는 며칠에서 몇 주가 걸립니다. 이 기간에는 가벼운 어지럼이 있을 수 있으나, 일상생활을 유지하면서 기다리면 자연스럽게 호전됩니다.

남아 있는 작은 이석

간헐적인 어지럼이나 띵한 느낌이 있다면 작은 이석이 남아 있을 수 있습니다.

이럴 때는 다음과 같은 조치를 취해야 합니다.
- 이석 바로잡기 운동 시행
- 방향을 모른다면 이석증 습관화 운동 시행
- 개선되지 않으면 병원 진료 필요

검사에서 이석이 발견되지 않더라도 실제로는 미세한 이석이 남아 있을 수 있습니다. 이석이 너무 가볍거나, 반고리관에 껴 있어 잘 움직이지 않을 수 있기 때문입니다. 증상이 계속된다면 반복 검사가 필요합니다.
다른 병원에서 치료 받은 후 잔여 어지럼으로 저를 찾는 분들을 꼼꼼하게 검사를 해보면 이석이 남아 있는 경우가 가장 많습니다. 그러니 적극적으로 전정기능 검사를 다시 하거나 자가 운동을 해보는 것이 좋습니다.

평형감각 혼란과 심리적 불안

이석증으로 인한 심한 어지럼은 마치 흔들리는 배 위에서 오래 생활한 것처럼 뇌의 평형감각을 혼란스럽게 만듭니다. 여기에 어지럼에 대한 공포가 더해지면 '만성 후유어지럼(지속체위지각어지럼)' 상태가 됩니다. 이것에 관해서는 3장에서 자세히 설명하겠습니다.

이석증 후 운동,
이렇게 시작하세요

격렬한 운동 중에 갑자기 이석이 떨어지거나, 평소 즐기던 운동 도중 처음 이석증을 경험하는 경우가 있습니다. 수영, 골프, 댄스, 요가, 테니스, 배드민턴, 탁구, 필라테스 등 다양한 운동에서 이런 일이 발생할 수 있습니다. 그래서인지 이석증 치료 후 운동을 언제 시작해도 좋은지 많은 분이 궁금해합니다.

운동에 대해 지나친 두려움을 가질 필요는 없습니다. 많은 이들이 이석이 다시 떨어질까 봐 좋아하는 운동을 포기하게 되고, 그에 따른 스트레스를 받습니다. 하지만 과도한 두려움은 오히려 신체 활동을 줄여 전반적인 건강 상태를 나쁘게 만들 수 있습니다. 적절한 원칙만 지킨다면 이석증 이후에도 안전하게 운동을 할 수 있습니다.

운동 중 어지럼이 느껴진다면 해당 동작만 피하거나 잠시 휴식을 취하면 됩니다. 실제로 같은 운동으로 이석증이 재발하는 경우는 매우 드뭅니다. 운동을 완전히 중단하기보다는 생활 습관 조절을 통해 이석증을 예방하는 것이 더 바람직합니다.

물론 운동 재개 시기는 개인차가 있습니다. 나이, 증상의 심한 정도, 재발 여부, 치료 경과, 이석증의 종류, 운동의 종류에 따라 다르므로 상태에 따라 다른 설명을 드립니다. 다만 일반적으로 다음과 같은 원칙을 따르면 안전하게 운동을 시작할 수 있습니다.

이석증 치료 후 운동 원칙

1. 치료 후 2~3일 정도는 충분히 휴식해야 합니다.
2. 운동을 시작할 때는 반드시 준비운동부터 합니다.
   - 이석증으로 균형감각이 떨어질 수 있어 한 발 서기 등으로 먼저 균형 능력을 확인합니다.
3. 처음 며칠간은 격렬한 운동과 위험한 동작은 피합니다.
   - 고개를 숙이거나 빠르게 회전하는 동작, 큰 충격이 있는 운동은 삼가합니다.
   - 골프, 수영, 격투 스포츠, 조깅, 배드민턴, 탁구, 축구, 스케이트, 스키 등은 잠시 미룹니다.
   - 헬스, 요가, 필라테스는 고개를 숙이는 자세를 피한다면 큰 문제는 없습니다.
4. 일주일이 지나면 대부분의 일상적인 운동이 가능합니다.
   - 운동 중 어지럼을 느낀다면 해당 동작을 조심하거나 며칠 휴식을 취합니다.

실제로 한 프로야구 선수도 전날 생긴 이석증으로 저희 병원에 내원한 적이 있습니다. 그러나 그분 역시 오전에 이석증을 치료하고, 저녁 경기에서 5이닝 이상을 투구했습니다. 여러분도 이석증 후 운동을 지나치게 두려워하지 마세요.

이석증은 약으로 치료 못하나요?

　이석증은 약으로 치료할 수 있는 병이 아닙니다. 반고리관에 들어간 이석은 약을 먹는다고 제자리로 돌아가거나 녹아 없어지지 않습니다. 잘못 놓인 물건은 제자리에 가져다 놓아야 하는 것처럼, 이석증은 이석 바로잡기 운동이 근본적인 치료 방법입니다.

　그렇지만 약이 필요할 때도 있습니다. 바로 극심한 어지럼이나 구토로 일상생활이 어려울 때입니다. 이런 경우 약물 치료는 응급처치 역할을 합니다. 이석이 자연스럽게 해결되거나, 이석 바로잡기 운동으로 치료될 때까지 힘든 증상을 완화해주는 것입니다.

　약은 크게 2가지 역할을 합니다. 첫 번째로 어지럼을 줄여줍니다. 보나링(디멘히드리네이트), 디아제팜, 알프라졸람 같은 약들이 반고리관에서 뇌로 전달되는 감각신경 기능을 일시적으로 억제해 어지럼을 덜 느끼게 합니다. 두 번째로 구토 증상을 줄여주는 약도 있습니다. 맥페란(메토클로프라미드), 가스모틴 같은 항구토제가 이런 역할을 합니다.

　이석증 자가 진단이나 이석 바로잡기 운동을 할 때는 어지럼이 생길 수 있어 미리 약을 먹으면 좋습니다. 병원 진료를 받으러 갈 때도 마찬가지입니다. 다만 약을 먹으면 가벼운 어지럼의 경우 정확한 검사가 어려울 수 있으니, 견딜 만하면 검사 전에 약을 먹지 않는 것이 좋습니다. 그러나 어지럼이 심하면 약이 검사에 큰 영향을 미치지 않으니 걱정하지 않고 복용해도 괜찮습니다.

한번 이석증을 경험한 분들은 재발에 대비해 이러한 약들을 비상약으로 준비해두면 좋습니다. 대부분은 의사의 처방이 필요한 전문의약품이지만, 보나링 성분 약이나 일부 항구토제는 약국에서도 구매할 수 있습니다.

이석증 재발 예방,
이것만은 꼭 알아두세요

　이석증은 '재발하기' 때문에 무서운 병입니다. 많은 분이 언제 재발할지 모르는 이석증을 무서워하며 자는 자세도 조심하고, 격렬한 운동도 못 하고, 늘 불안해하면서 지내고 있습니다. 마치 시한폭탄을 안고 사는 것처럼 느끼는 분들이 많습니다. 그러나 너무 과한 걱정을 하거나, 잘못된 방법으로 예방하고 있는 분들 또한 많기에 늘 안타깝습니다. 연구에 따르면 2년 이내 이석증이 재발할 확률은 43%에 달합니다. 평생 재발 확률은 더 높겠죠. 저도 이석증을 한 달 사이에 2번 겪었던 경험이 있습니다.

　여기서는 여러 연구를 종합한 이석증 재발 방지 방법을 알려드리겠습니다. 이석증 재발 요인은 앞서 설명한 이석증 원인을 참고하시면 됩니다. 구체적인 생활 수칙은 책의 마지막 부분에서 자세히 다루도록 하고, 여기에서는 이석증과 좀 더 직접적으로 관련 있는 내용을 간단히 적겠습니다. 책 후반부에 이야기할 기본적인 생활 습관에 관한 내용이 더 중요하니 해당 부분도 꼭 읽어보세요.

> **이석증 재발을 막기 위한 방법**
> 1. 활발하게 일상 활동하기
>   - 누워 있는 시간을 줄이고, 집 안에 있더라도 자주 움직여주기
>   - 오래 앉아 있어야 한다면 적어도 1시간에 한 번 일어나서 걷거나 스트레칭하기
> 2. 비타민D 검사를 해서 20ng/mL 이하라면 약 먹기
> 3. 고지혈증, 당뇨, 고혈압, 골다공증이 있다면 약 잘 먹기
> 4. 항염증, 혈류 개선 식사하기
>   - 당류, 단순당, 정제 탄수화물, 술, 커피는 줄이고, 잡곡, 현미, 채소, 해산물, 식물성 단백질이나 올리브 오일 충분히 먹기
> 5. 어지럼 재발을 너무 걱정하지 말고 스트레스 관리하기
> 6. 충분한 수면
> 7. 규칙적인 운동을 하고, 햇볕 자주 쬐기

개인적인 경험에서 눈에 띄는 재발 요인은 일상 활동의 부족이었습니다. 여러 연구에서도 활동량 부족과 이석증 발병의 관련성이 높다고 알려져 있습니다. 자주 누워 있고, 자주 소파에 기대서 TV나 스마트폰을 보는 분들이 이석증이 잘 생깁니다. 가만히 있으면 이석이 잘 뭉치고, 반고리관에 잘 굴러들어가는 것으로 추정됩니다.

음식 역시 이석증과 연관이 있습니다. 나쁜 탄수화물과 나쁜 지방 역시 이석증에 안 좋았고, 식이섬유는 이석증에 좋았습니다. 스트레스 호르몬은 염증을 일으켜 이석증을 잘 유발합니다. 과로, 피로, 극심한 스트레스, 수면 부족 이후 이석증에 걸려서 오는 분들이 많습니다. 따라서 뒷장에서 설명할 스트레스를 줄이려는 노력을 할 필요가 있습니다.

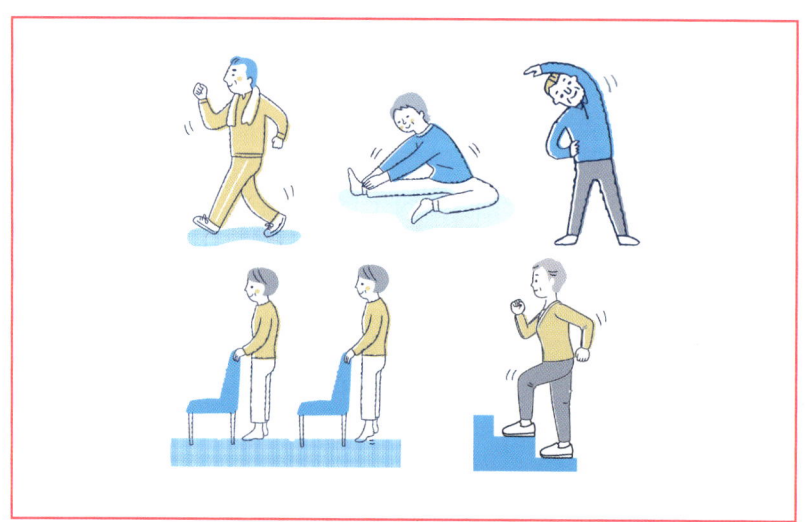

이석증 재발 방지를 위한 일상 운동
일상 활동과 운동을 열심히 하는 것이 이석증 재발 방지를 위해 중요.

 꼭 말씀드리고 싶은 것은 이석증 재발을 너무 걱정하지 말라는 것입니다. 이석증에 대한 과도한 걱정이 오히려 심한 스트레스 요인으로 작용합니다. 이석증 걱정을 많이 할수록 오히려 이석증이 잘 생기는 것이죠. 물론 이석증 어지럼이 너무 힘들고 재발이 무섭다는 것은 저도 잘 이해합니다. 하지만 막연한 두려움은 좋지 않으니, 걱정을 내려놓기를 바랍니다.
 하나의 방법을 너무 기대하지 말고, 하루하루를 건강하게 보내는 것에 조금 더 노력을 기울여보세요. 이석증뿐 아니라 여러 병을 예방하고, 더 오랫동안 건강하게 지낼 수 있습니다.

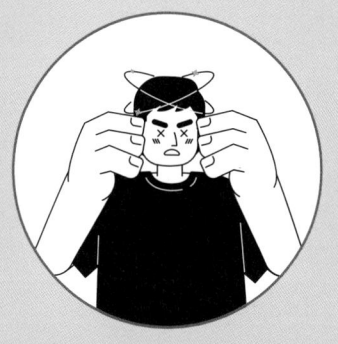

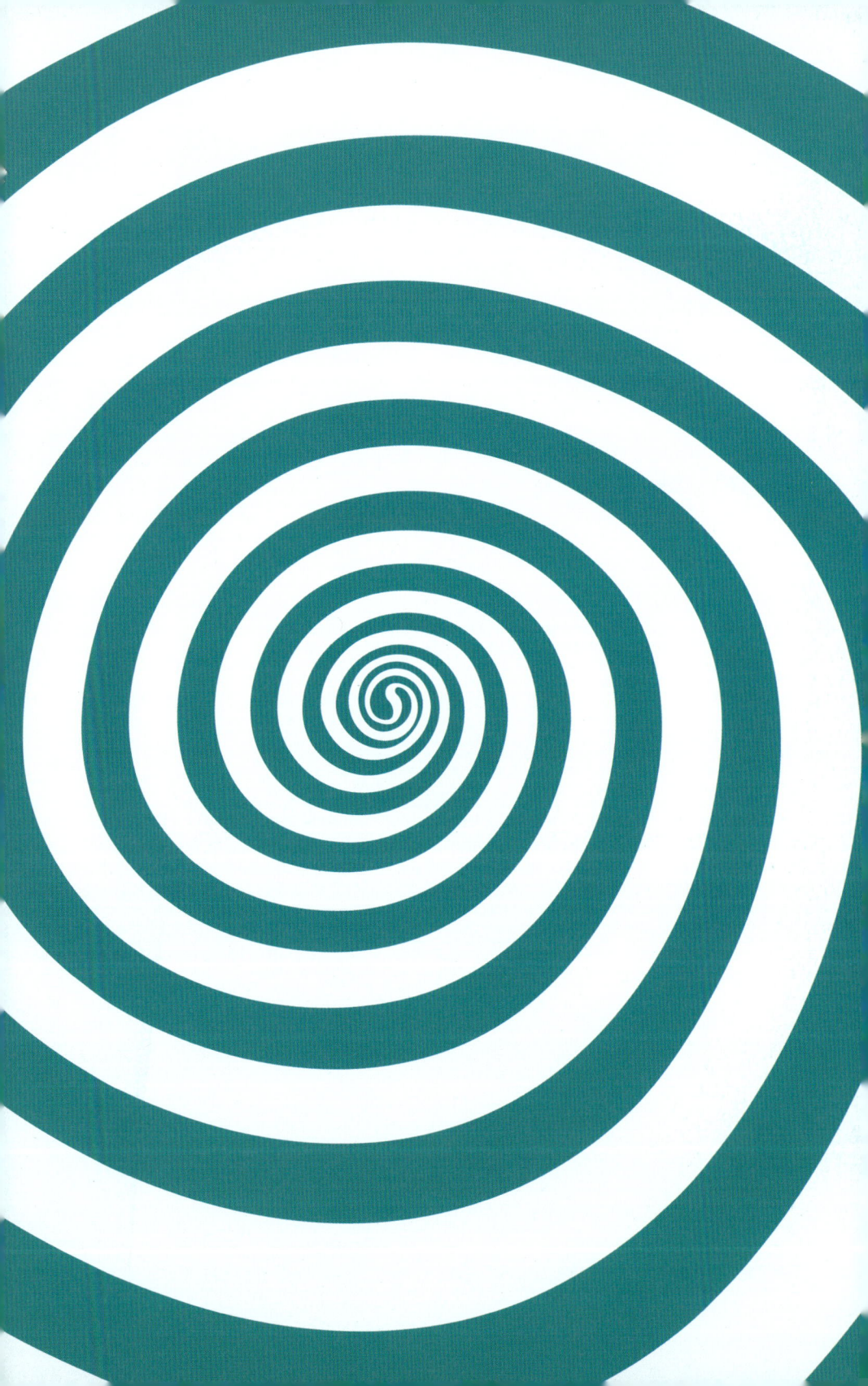

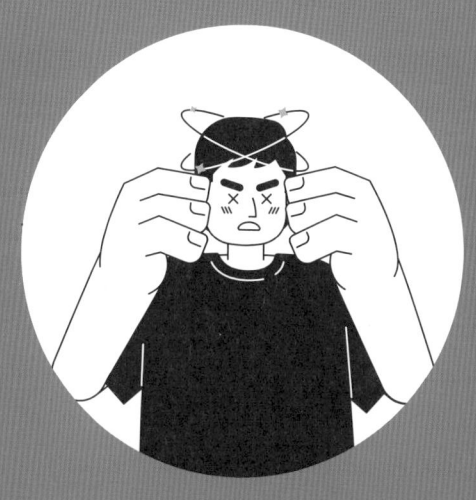

· 제3장 ·

어지럼을 부르는 7가지 원인과 해결책

아직 계속 어지러운데…
만성 후유어지럼

"1년 전 이석증이 생겼다가 나았는데, 5개월 전에 또 재발했어요. 한 달간 치료받아서 완치 판정을 받았지만 아직도 어지러워요. 가만히 있어도 어지럽고, 걸을 때도 비틀거려서 밖에도 잘 못 나가요. 병원에서는 이상이 없다는데…. 이석증이 또 생길까 봐 무서워서 오른쪽으로는 아예 눕지도 못해요."

이석증은 나았는데, 왜 아직도 어지럽죠?

이런 증상을 겪는 분들이 많습니다. 우리나라 대학병원 연구에서도 이와 같은 어지럼이 이석증 다음으로 흔한 어지럼으로 밝혀졌고, 영국에서는 전체 인구의 4%가 이 증상으로 고생한다고 합니다. 이런 증상을 의학적으로는 '지속체위지각어지럼(PPPD: Persistent Postural Perceptual Dizziness)'이라고 부릅니다. 지금까지 '만성 후유어지럼'이라 불렸던 바로 그 증상입니다.

'자라 보고 놀란 가슴 솥뚜껑 보고 놀란다'라는 속담은 만성 후유어지럼과도 비슷합니다. 이는 이석증이나 심한 멀미, 공황발작 같은 강한 어지럼을 겪은 후 뇌가 지나치게 예민해져서, 이전에는 어지럽다고 생각하지 않았던 일상적인 작은 움직임과 흔들림에도 어지럽다고 느끼는 것입니다.

이 상태의 가장 큰 특징은 비디오 안진 검사 같은 일반적인 검사 결과에서는 발견되지 않는다는 점입니다.

다음과 같은 상황에서 특히 어지럼이 심해집니다.

어지럼이 심해지는 상황

일상적인 활동에서	특정 환경에서	몸 상태에 따라
· 걸을 때 · 서 있을 때 · 앉아 있을 때 · 누워서 잠을 잘 때	· 마트나 백화점처럼 사람 많은 곳 · 터널이나 좁은 통로 · 높은 곳 · 복잡한 무늬나 패턴을 볼 때 · 더운 날씨에	· 피곤할 때 · 잠을 못 잤을 때 · 배고플 때 · 스트레스 받을 때

마치 출렁이는 배 위에서 생활하는 것 같은 느낌을 받습니다. 실제 뱃멀미처럼 움직임이 많을수록, 스트레스를 받을수록, 피곤할수록 증상이 심해집니다.

만성 후유어지럼이 생기는 이유

운전하는 자동차로 설명해보겠습니다. 이석증은 핸들이 고장 나서 살짝만 돌려도 차가 빙글빙글 도는 상태와 같습니다. 이 고장은 치료로 해결되지만, 그 후에도 핸들과 바퀴를 연결하는 부품들의 미세한 조절에 문제가 남을 수 있습니다.

직선 도로를 달리는데 자꾸 차선을 벗어나거나, 차선을 바꾸려고 핸들을 살짝 돌렸는데 차가 너무 크게 도는 상태입니다. 우리 뇌도 마찬가지입니다. 심한 어지럼 후에 뇌의 여러 기능이 서로 조화롭게 일하지 못하게 되는 것이죠.

만성 후유어지럼은 검사에서 특별한 이상이 발견되지 않아 '심리적인 문제'로 오해받기 쉽습니다. 많은 의사들이 '검사에 이상이 없으니 정신적인 문제다'라고 설명하고 증상을 무시하거나, 가볍게 안심시키는 정도에서 끝내는 경우가 많습니다. 더 나아가서는 정신과 진료를 권하기도 하지만 이는 심리적 문제가 아닙니다!

이런 분들을 진료하는 경험이 쌓일수록, 이 증상을 단순히 무시할 수 없다는 것을 깨달았습니다. 전정기능 검사는 정상이어도, 자율신경 검사, 뇌혈류 검사, 뇌파 검사, 설문 검사 등에서 이상이 발견되는 경우가 많으니, 더 꼼꼼하게 검사도 하게 됐습니다.

만성 후유어지럼은 이석증보다 더 괴로운 병입니다. 이석증은 심하더라도 잠깐인 경우가 많지만, 이 병은 매일매일 삶의 질을 떨어뜨립니다. 짧게는 몇 개월, 길게는 수십 년간 지속되기도 합니다. 이로 인해 직장을 그만두고 집에만 있게 되는 분들도 있습니다. 30년 전 출산 후 시작된 어지럼이 아직도 계속된다는 분도 있었습니다.

안타까운 점은 초기에 제대로 진단받고 치료했다면 이렇게 오래 고생하지 않았을 거라는 점입니다. 그러니 어지럼이 있다면 초기부터 적극적으로 치료하고, 이후에 운동이나 생활 습관 등을 잘 지켜야 합니다.

만성 후유어지럼의 치료는 크게 3가지 방향으로 이루어집니다. 약물 치료, 전문 운동 치료, 그리고 생활 습관 개선입니다. 각각의 구체적인 치료법과 일상생활에서 실천할 수 있는 자가 관리법은 마지막 장에서 자세히 다루고, 다음에서는 만성 후유어지럼의 원인에 관해 조금 더 자세히 이야기해보겠습니다.

어지럼이 남긴 상처, 만성 후유어지럼의 원인

만성 후유어지럼은 우연히 생기는 것이 아닙니다. 이는 대부분 심한 어지럼을 겪은 후 그 후유증으로 발생합니다. 마치 큰 사고를 겪은 후 트라우마가 남는 것처럼, 우리 뇌도 심한 어지럼을 경험하고 나면 그 기억을 오래 간직하게 되는 것이죠.

가장 흔한 원인은 **이석증**입니다. 그 외에도 **전정신경염, 메니에르병, 신경혈관성**(편두통성) **어지럼, 실신** 등에 의한 심한 어지럼도 원인이 됩니다. 이러한 강한 어지럼은 마치 지진이 건물의 기둥을 흔들듯 우리 뇌의 균형감각을 크게 흔들어놓습니다.

어지럼 질환뿐만 아니라 **심한 멀미, 극심한 스트레스, 만성적인 수면 부족, 교통사고와 같은 충격적인 경험, 공황발작** 같은 사건 후에도 만성 후유어지럼이 생길 수 있습니다.

예를 들어 터널에서 한번 심한 어지럼을 경험한 후에는 터널만 보면 어지럼을 느끼거나, 지하철에서 공황발작을 겪은 후에는 지하철을 탈 때마다 어지럼을 느끼는 경우가 있습니다. 어릴 적 큰 개에게 물린 경험이 있는 사람이 이후 작은 강아지도 무서워하게 되는 것과 비슷합니다.

특히 처음 겪은 어지럼이 심할수록 만성 후유어지럼이 잘 생깁니다. 이석증으로 심한 어지럼과 구토를 경험했다면 뇌는 더 큰 충격을 받게 됩니다. 또한 어지럼이 자주 반복되는 경우도 위험합니다. 이석증이 짧은 간격으로 재발하면 어지럼 재발에 대한 공포가 더욱 커집니다.

공황발작 후 만성 후유어지럼이 생긴 사례도 있습니다. 한 20대 여성이 복잡한 지하철에서 첫 어지럼을 겪었습니다. 갑자기 가슴이 답답해지고 숨이 차오르더니, 호흡이 점점 빨라지면서 시야가 하얗게 변했습니다. 어지럽고 두통이 왔으며 손발이 저리기 시작했습니다. 결국 서 있을 수 없어 그 자리에 주저앉았고, 죽을 것 같은 극심한 공포를 느꼈습니다. 주변 사람들의 도움으로 겨우 역에서 내려, 한참이 지나서야 몸을 움직일 수 있었습니다.

직장과 집에서 두 차례 더 비슷한 증상이 나타났습니다. 그때부터 평소에도 어지럼을 느끼기 시작했는데, 특히 지하철이나 사람이 많은 곳에서 서 있을 때 심하게 나타났습니다. 앉아서 일할 때도 어지러웠고, 심한 날은 하루 종일 어지럼이 지속됐습니다.

이처럼 이석증과 같은 전정기능 장애 외에도 공황발작이나 심한 불안 증상 후에도 만성 후유어지럼이 발생할 수 있습니다. 심한 공황발작이 아니더라도 가벼운 불안이나 스트레스가 계기가 될 수 있습니다. 불안으로 인한 뇌신경계의 불균형, 교감 신경계의 과도한 흥분, 균형감각에 대한 잘못된 지각이 겹치면서 어지럼이 찾아오는 것입니다.

어지럼이 반복되면서 어지럼에 대한 걱정이 커지고, 이는 다시 불안을 증폭시킵니다. 처음 원인이 된 스트레스 상황은 해결되어 기억도 나지 않을 정도인데, 어지럼에 대한 걱정과 불안은 계속해서 신경계 혼돈을 악화시킵니다.

> **만성 후유어지럼 유발요인**
> 1. 질환성 요인 : 이석증, 전정신경염, 메니에르병, 신경혈관성 어지럼, 실신
> 2. 환경/심리적 요인 : 심한 멀미, 공황발작, 극심한 불안, 급격한 스트레스, 두부 충격, 목 손상(교통사고 등), 약 부작용

만성 후유어지럼
맞춤 치료법

만성 후유어지럼은 **'어지러울까 봐 어지러운 병'**입니다. 만성 후유 증상이 생기기 전 초기 치료가 가장 중요한데, 특히 어지럼 초기에 너무 집에만 있지 말고 활동하는 것이 필요합니다. 이석증이면 이석 바로잡기 운동, 전정신경염 등 다른 어지럼이면 어지럼 재활 운동을 시작하는 것입니다.

만성 후유어지럼이 이미 생겼을 경우, 치료 방법을 말씀드리겠습니다. 앞서 말씀드린 20대 여성 만성 후유어지럼 환자의 치료 사례를 알려드리겠습니다. 이분은 처음 검사에서 가벼운 이석증이 발견됐습니다. 따라서 이석증 교정 치료를 시행하고, 가정에서 할 수 있는 이석 바로잡기 운동법을 알려드렸습니다. 이석 바로잡기 운동은 이석을 제자리로 돌려놓는 효과뿐 아니라, 어지럼에 대한 두려움과 과민함을 낮추는 역할을 합니다.

균형감각 검사를 위해 눈 감고 서 있기, 한 발로 서기, 제자리걸음 걷기, 일자 걸음 걷기 검사를 시행했습니다. 마치 배 위에 서 있는 것처럼 약간의 흔들림이 있었지만, 일상생활이 불가능할 정도는 아니었습니다. 뇌파, 뇌혈류 초음파, 자율신경 기능 검사 등 뇌신경계 기능 검사에서는 신경계가 예민하게 반응하는 모습이 관찰됐습니다. 이런 소견을 바탕으로 균형감각 향상을 위한 어지럼 재활 운동을 알려드렸습니다(구체적인 운동법은 마지막 장에서 자세히 설명하겠습니다).

치료 전 이분은 어지럽고 속이 불편해 식사를 제대로 하지 못했기에 당분 위주의 과일이나 흰쌀밥만 먹고 있었습니다. 그러나 몸이 잘 회복하기 위해서는 건강한 식사도 중요하기 때문에 부족한 단백질과 각종 영양소를 채우기 위해 균형 잡힌 식단을 알려드렸습니다.

증상이 심할 때는 만성 후유어지럼 치료에 효과적인 세로토닌 재흡수 억제제를 처방합니다. 소위 행복 호르몬으로 불리는 세로토닌을 올려주면, 뇌의 과도한 반응이 조절됩니다. 그리고 무엇보다 중요한 것은 안심시켜드리는 것입니다. 어지럼을 두려워하지 말고 일상생활을 해도 된다고 설명했습니다. 처음에는 집 안이나 복도에서 5분씩 걷다가, 점차 시간을 늘려 15분까지 산책하도록 권했습니다. 천천히, 하지만 꾸준히 활동량을 늘려가는 것입니다.

정확한 진단과 설명만으로도 환자분의 불안감은 줄어들었습니다. 1주 후 오셨을 때는 이석증이 좋아졌고, 어지럼이 절반으로 감소했습니다. 자신감이 생기면서 외출도 가능해졌고, 한 달 후에는 70%, 두 달 후에는 90% 이상 좋아져 일상생활로 복귀하셨습니다. 약은 단계적으로 줄여서 중단했으며, 차차 남은 어지럼도 자연스럽게 사라졌습니다.

개인마다 치료 방법은 조금씩 다르지만, 기본 원칙은 동일합니다. 원인 교정, 맞춤형 재활 운동, 생활 습관 개선, 그리고 무엇보다 **'반드시 좋아진다'** 라는 희망을 드리는 것입니다. 필요한 경우 약물 치료를 병행하면서요.

만성 후유어지럼 치료법

원인 이해하기
- 어지럼의 원인을 정확히 아는 것이 치료의 시작입니다.
- 본인의 어지럼 원인을 이해하는 것만으로도 증상이 좋아지는 경우가 많습니다.
- 불안과 공포심이 줄어들어 자연스러운 회복이 시작됩니다.

긍정적인 마음가짐 갖기
- 시간이 걸리더라도 반드시 좋아집니다.

남아 있는 어지럼 원인 치료하기
- 이석증이 있다면 이석 바로잡기 운동을 합니다.
- 불안장애나 공황장애가 있다면 적절한 치료를 병행합니다.
- 다른 동반 질환도 함께 치료합니다.

어지럼 재활 운동 시작하기
- 처음에는 가볍게 시작해서 점진적으로 강도를 높입니다.

생활 습관 개선하기
- 충분히 잡니다.
- 규칙적인 운동을 합니다.
- 균형 잡힌 식사로 영양을 보충합니다.

- 뇌 건강 관리(마지막 장에 자세히 설명)

필요한 경우 약물 치료하기
- 증상이 심하거나 오래된 경우 약물 치료를 시작합니다.
- 주로 세로토닌 재흡수 억제제를 사용합니다.
- 증상이 호전되면 단계적으로 감량합니다.

가슴 두근거림과 어지럼,
자율신경장애

"가슴이 쿵쾅거리면서 어지러워요. 심장이 아픈 줄 알고 응급실에 갔더니 검사 결과가 다 정상이래요. 스트레스 때문이라는데, 정말 제 마음의 문제일까요?"

한 30대 회사원이 갑자기 심장이 두근거리고 어지러워서 응급실을 찾았습니다. 심전도와 심장초음파 검사를 했지만, 특별한 이상이 없다는 이야기를 들었습니다. 하지만 증상은 계속됐고, 불안감은 점점 커져만 가서 직장 생활까지 힘들어졌습니다.

이렇게 심장 검사에서 특별한 이상이 발견되지 않으면, 많은 의료진이 심리적인 문제로 결론짓는 경향이 있습니다. 하지만 이런 증상의 상당수는 '자율신경장애'가 원인일 수 있습니다. 앞서 설명한 만성 후유어지럼도 자율신경장애의 원인이 될 수 있고, 최근에는 코로나바이러스 감염 이후에 이런 증상으로 고생하는 분들이 많습니다.

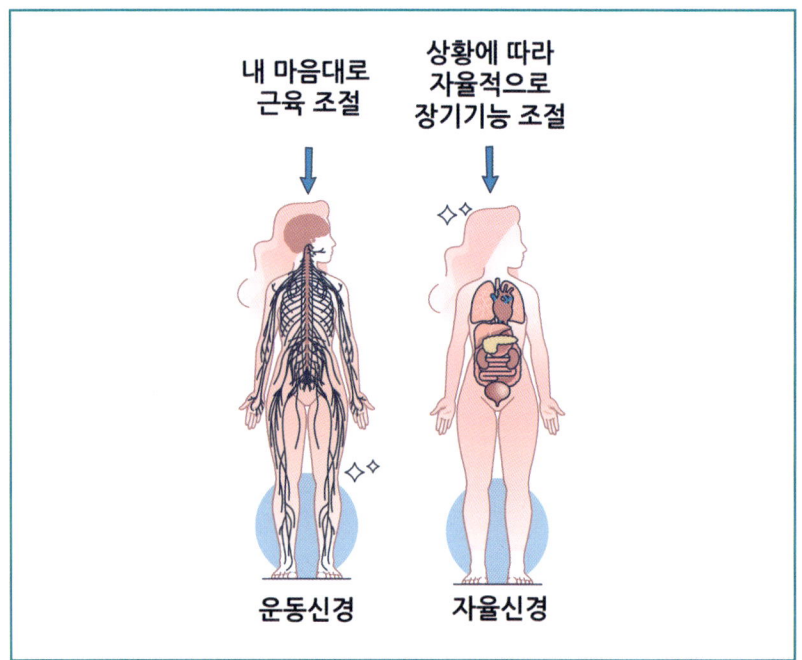

자율신경계

신경계는 운동신경, 감각신경과 자율신경으로 나눌 수 있습니다. 운동신경은 마음대로 조절이 가능하지만, 자율신경은 우리 마음대로 조절할 수 없습니다. 대신 이는 자율적으로 각종 내장기관의 활동을 원활하게 조절해줍니다.

자율신경계는 우리 몸에서 심장 박동, 혈압, 체온, 소화 등 생명 유지에 필요한 기능들을 자동으로 조절하는 시스템입니다. 이 시스템은 크게 교감신경과 부교감신경으로 나뉩니다. 교감신경은 우리 몸을 긴장시키고 활성화하는 역할을 하고, 부교감신경은 반대로 이완시키고 휴식을 취하게 하는 역할을 합니다.

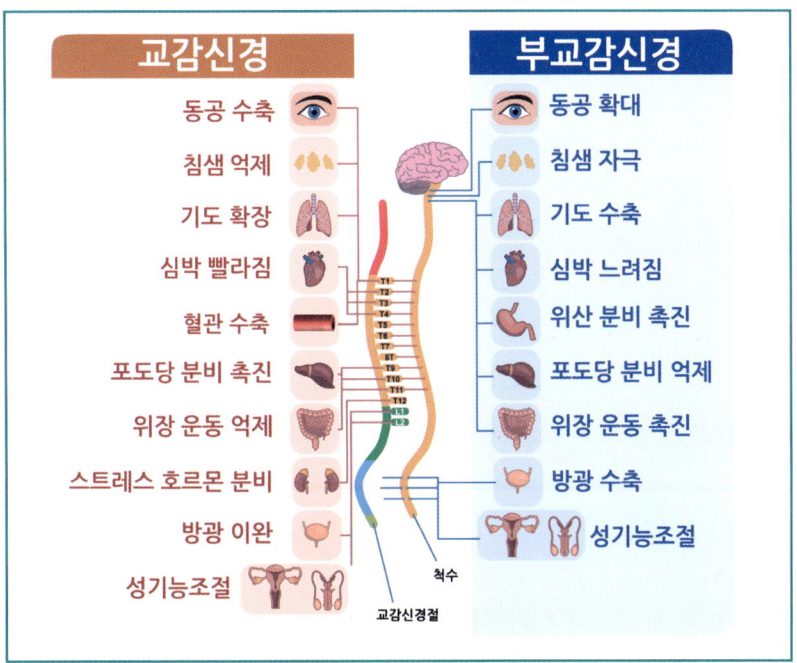

교감신경과 부교감신경의 기능

정상적인 상태라면 이 두 신경이 서로 균형을 이루며 우리 몸의 항상성을 유지합니다. 하지만 과도한 스트레스나 수면 부족, 불규칙한 생활 등으로 이 균형이 깨지면 교감신경이 과도하게 항진되는 상태가 됩니다. 이것이 바로 '자율신경장애'입니다.

교감신경이 과도하게 항진되면 다음과 같은 다양한 증상이 나타납니다.

- 가슴이 두근거리고, 심장이 빨리 뜀
- 혈압이 오르내림
- 어지럼을 느낌

- 식은땀이 남
- 손발이 차가워지거나 저림
- 입이 마르고 소화가 어려움
- 불안감이 심해짐
- 숨이 답답하거나 잘 안 쉬어짐
- 잠에 들기 어려움

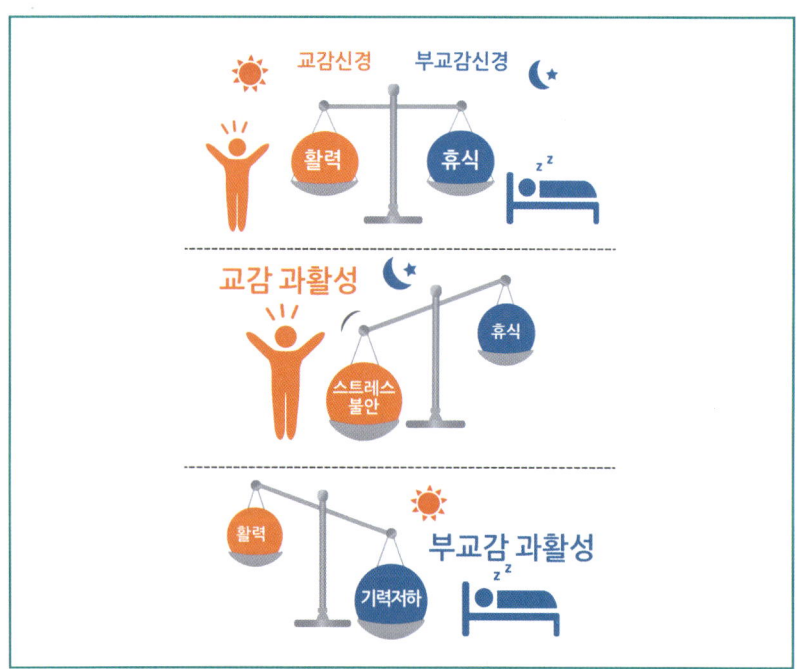

교감신경과 부교감신경의 균형
두 신경이 균형을 이루는 상태가 좋습니다. 교감신경이 과활성되면 스트레스, 불안, 가슴 두근거림, 소화장애, 두통, 불면증, 어지럼증 등의 문제가 생깁니다. 반대로 부교감신경이 너무 과할 경우 활력이 떨어집니다.

이런 증상들은 서로 연결되어 있어서 악순환을 만듭니다. 예를 들어 가슴이 두근거리면 불안감이 생기고, 불안감 때문에 더 가슴이 두근거립니다. 초기에는 베타차단제(프로프라놀올 등)로 빠른 심장 박동을 조절하고, 신경안정제로 과도한 긴장을 풀어주며, 세로토닌 관련 약물로 자율신경의 균형을 맞추는 등의 약물 치료가 매우 효과적입니다.

하지만 근본적인 치료를 위해서는 생활 습관 개선이 필수입니다. 규칙적인 운동, 균형 잡힌 식사, 충분한 수면, 마음 챙김 명상 등이 도움이 됩니다.

여기서 중요한 것은 검사 결과가 아무리 정상이더라도 '나는 힘들다'라는 것입니다. 단순히 '심리적인 문제'로 치부하지 않는 것이 좋습니다. 어지럼이 신체적인 문제, 뇌신경의 문제, 자율신경의 문제 등 다양한 원인으로 생길 수 있음을 알아야 하며, 그래야만 여러 방법을 통해 개선할 수 있습니다. 내 마음만 다스린다고 될 문제는 아닙니다.

왜 나만 어지럽지?
뇌 감각이 예민한 사람들의 이야기

"여행을 다녀왔는데, 배를 타는 동안 정말 힘들었어요. 심한 어지럼과 함께 3번이나 토했고, 나중에는 위가 텅 비었는데도 계속 구역질이 났습니다. 같이 갔던 친구는 멀쩡한데, 저는 한 달이 지난 지금도 어지러워요. 전에는 멀미 없이 운전했는데, 이제는 운전할 때도 어지럽네요."

같은 배를 타고도 나는 심한 멀미와 구토를 하고, 친구는 멀쩡한 이유가 뭘까요? 이는 마치 같은 소리에도 누군가는 시끄럽다고 하고, 누군가는 괜찮아하는 것처럼 타고난 뇌의 민감도가 사람마다 다르기 때문입니다.

고감도 마이크와 카메라처럼 모든 감각을 섬세하게 받아들이는 사람들이 있습니다. 이런 사람은 보통 다음과 같은 특징을 가집니다.

- 소음, 강한 빛, 특정 냄새, 온도 변화에 민감하게 반응합니다.
- 작은 균형 변화도 크게 감지합니다.

- 이석증이 좋아져도 뇌가 계속 과민하게 반응해 정상으로 돌아오는 데 시간이 걸립니다.

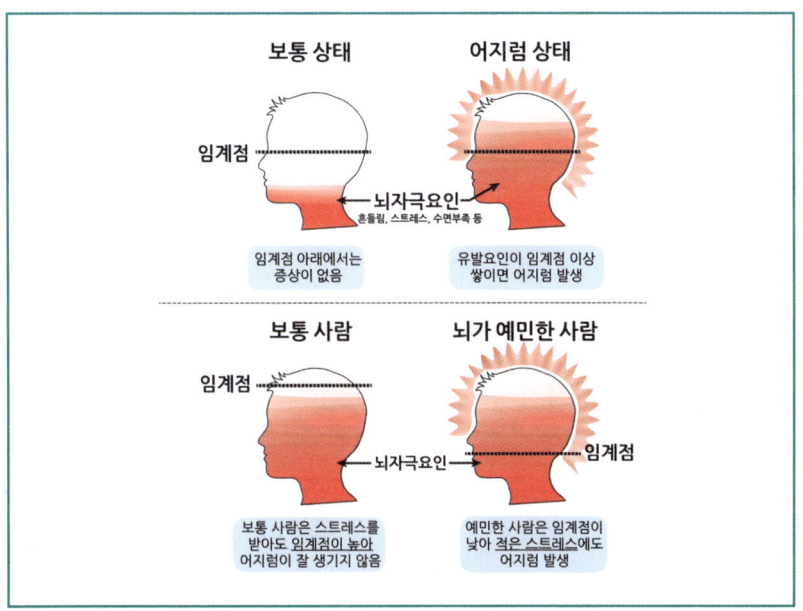

보통 뇌와 예민한 뇌
뇌가 예민한 사람은 작은 자극에도 쉽게 어지럼을 느낍니다.

뇌 감각이 예민한 사람들의 특징

1. 신체적 특징

- 잦은 두통과 어지럼
- 빈번한 멀미와 메스꺼움
- 기립성 어지럼 (일어설 때 어지럼)
- 잦은 이명과 귀 먹먹함
- 잦은 하품

2. 감각적 특징
 - 소음, 강한 빛, 냄새, 온도 변화에 대한 과민반응
 - 환경 변화에 민감한 수면 패턴

3. 심리적 특징
 - 높은 불안감과 스트레스 민감도
 - 미래에 대한 과도한 걱정
 - 건강 염려 성향
 - 사소한 증상에 대한 과도한 걱정

이러한 특징들이 있는 분들은 어지럼이 생기면 후유증이 오래 지속될 수 있습니다. 똑같이 브레이크를 밟아도 빙판길 위에서는 멀리 미끄러지는 것처럼, 뇌의 균형감각이 한 번 흐트러지면 정상으로 돌아오는 데 더 많은 시간이 필요합니다.

뇌가 보내는 SOS
- 신경혈관성(편두통성) 어지럼

"수업 중에 갑자기 주변이 빙글빙글 도는 느낌이 들고, 어지러워서 자리에서 일어나기가 힘들었어요. 며칠 후에 같은 증상이 반복됐고, 실은 평소에도 어지럼을 느끼고 두통이 있었어요."

저를 찾아온 중학교 2학년 학생의 신경혈관성 어지럼 증상이었습니다. 신경혈관성 어지럼은 우리 뇌의 깊은 곳에서 시작된 작은 불씨가 산불처럼 번져가듯, 뇌신경의 흥분 신호가 퍼져나가는 현상입니다. 쓰러지는 도미노처럼 신경 흥분이 퍼지고, 신경의 흥분과 혈관의 수축·확장·부종으로 인해 어지럼, 두통, 메스꺼움, 구토, 시각 이상 등 다양한 증상이 나타납니다.

의학용어로는 '**전정편두통**(Vestibular migraine)' 혹은 '**편두통성 어지럼**(Migrainous vertigo)'이라고 합니다. 다만 '편두통'이라는 단어 때문에 많은 사람들이 오해를 합니다. '편두통'이라는 말은 고대 그리스어 'hemikrania'에서 시작됐습니다. hemi(반쪽) + krania(두개골)의 합성어죠. 이 단어가 중세 프랑스어로 넘어가 'migraine'이 됐고, 이것이 영어로 현대의학용어인 'migraine'이 된 것입니다. 우리가 쓰는 '편두통(偏頭痛)'이란 표현은 앞선 단어를 번역한 일본식 한자어 偏頭痛에서 들어온 것으로 추정됩니다. 그렇다 보니 그리스 시대와 현대의학의 편두통은 의미가 매우 다릅니다. 심지어 최근 일본에서도 일본식 한자어 표현이 아닌, 영어식 발음 그대로를 사용하는 경우가 많다고 합니다. 이는 언젠가 바뀌어야 할 용어라고 생각합니다.

그래서 이 책에서는 '편두통성 어지럼'이라는 단어를 뇌신경의 과흥분과 혈관의 변화로 생긴다는 의미로 **'신경혈관성 어지럼'**이라고 부르고 있습니다.

이는 우리나라 어지럼 원인의 4위를 차지할 만큼 흔한 질환으로, 가장 큰 특징은 증상이 반복된다는 점입니다. 짧게는 5분, 길게는 3일까지 지속되며, 때로는 몇 주 이상 계속되기도 합니다. 대부분 몇 시간에서 며칠 정도 길게 지속된다는 점에서 이석증과는 다릅니다.

신경혈관성 어지럼은 어지럼의 형태도 다양합니다.
- 빙글빙글 도는 느낌
- 띵한 느낌
- 머리에 안개가 낀 듯한 느낌
- 단순히 어지러운 느낌

그리고 다음의 증상이 같이 생길 때가 많습니다.
- 두통
- 메스꺼움과 구토

- 소음, 냄새, 강한 빛에 대한 민감성
- 시야가 흐려지거나 반짝이는 점이 보이는 현상
- 잦은 하품
- 이명
- 집중력과 기억력 저하
- 머리가 멍한 느낌(브레인포그)

신경혈관성 어지럼은 초등학교 고학년부터 노년층까지 모두 발생할 수 있지만, 특히 젊은 층에서 이석증과 함께 가장 흔하게 나타나는 어지럼입니다. 어린이와 청소년에게는 기립성 어지럼과 더불어 가장 흔한 어지럼 원인입니다.

신경혈관성 어지럼이 생기는 원인을 말씀드릴게요. 우리 뇌는 복잡한 전기 회로판처럼 신경과 혈관이 얽혀 있습니다. 유발요인이 쌓여 이 회로에 과부하가 걸리면 신경이 흥분하고, 염증이 생기며, 혈관이 갑자기 수축하거나 확장됩니다. 마치 컴퓨터가 과열되어 경고 신호를 보내는 것처럼, 우리 뇌도 "쉬고 싶어!"라는 신호를 보내는 것입니다.

신경혈관성 어지럼 유발요인

1. 스트레스
2. 수면 부족, 낮잠, 늦잠
3. 불규칙한 식사 (특히 끼니를 거르는 경우)
4. 날씨 변화 (무더위, 환절기, 저기압)
5. 과도한 자극 (소음, 냄새, 강한 빛)
6. 수분 부족
7. 특정 음식 (커피, 술, 가공식품, 인공조미료, 초콜릿 등)
8. 격한 운동, 만성 운동 부족
9. 목 근육 경직
10. 호르몬 변화 (월경, 배란, 갱년기)

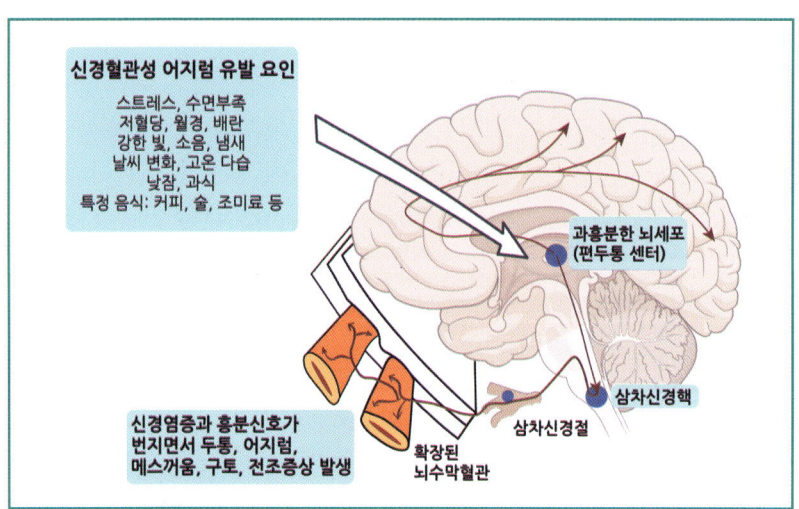

신경혈관성(편두통성) 어지럼

여러 유발요인에 의해 뇌신경 흥분이 시작됩니다. 흥분 신호가 퍼지면서 신경염증이 생기고 혈관이 확장되면서 어지럼증, 두통, 메스꺼움, 구토, 전조증상 등이 발생합니다.

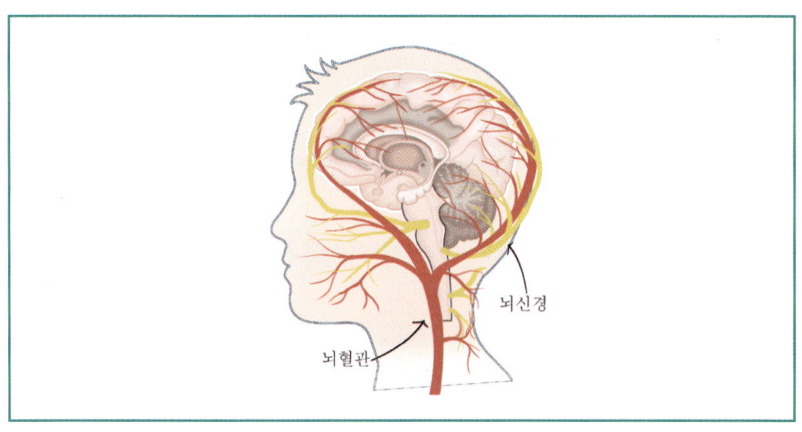

편두통 신호의 전달
뇌신경과 뇌혈관을 타고 신경염증과 혈관의 부종, 확장이 퍼지면서 두통, 어지럼, 위장장애, 얼굴 불편감, 목의 통증 등의 다양한 불편감을 느낍니다.

가벼운 증상이라면 충분한 휴식, 수면, 규칙적인 식사, 수분 섭취만으로도 호전될 수 있습니다. 하지만 학업이나 직장 일에 지장이 있을 때, 일상생활이 너무 힘들 때는 병원 진료를 받는 것이 좋습니다.

신경혈관성 어지럼 예방과 관리를 위한 수칙

1. 규칙적으로 7시간 이상 자기
2. 규칙적인 식사 : 아침 식사도 중요
3. 충분한 수분 섭취 : 식사 외 1~2리터
4. 규칙적인 운동 : 주 3회, 숨차고 땀날 정도
5. 심하면 커피 일시 중단(2~4주)
6. 술, 가공식품, 초콜릿 제한
7. 강한 빛 차단 : 모자, 선글라스 활용
8. 증상이 심하고 자주 있으면 병원 치료 : 응급약, 예방약, 주사 치료

갑자기 생긴 어지럼, 혹시 뇌 질환?
– 위험한 어지럼의 종류

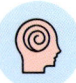

고혈압과 당뇨가 있는 어르신이 길을 걷던 중 갑자기 심한 어지럼을 느꼈습니다. 단순히 어지러운 것을 넘어 걸음조차 제대로 걸을 수 없었고, 말이 어눌해지고 물을 마실 때 사레가 들렸습니다. 이분은 응급실에서 뇌 MRI를 찍고, 뇌경색이 발견됐습니다.

어지럼이 생기면 누구나 '혹시 뇌에 문제가 있는 것은 아닐까?' 하고 걱정하게 됩니다. 다행히 뇌 질환으로 인한 어지럼은 흔하지 않습니다. 하지만 앞에서 설명한 위험 신호가 있다면 반드시 검사를 받아야 합니다.

균형감각 신호는 모두 뇌로 모입니다. 특히 뇌간과 소뇌가 이 역할을 담당합니다. 이 부분에 문제가 생기면 어지럼이 발생하는데, 주요 원인은 다음과 같습니다.

어지럼 유형에 따른 뇌 질환

갑자기 발생
- 뇌경색 : 혈관이 막혀 뇌세포가 손상
- 뇌출혈 : 혈관이 터져 출혈 발생

서서히 발생해서 악화
- 청신경초종 : 전정신경에 생긴 종양
- 뇌종양
- 소뇌 퇴행성 질환

짧게 반복
- 척추뇌저동맥증후군 : 혈관이 좁아져 혈류가 불안정(단, 이석증이나 신경혈관성 어지럼인 경우가 더 많음)

일반적인 어지럼과 달리 뇌 질환의 경우 다음의 증상이 동반될 때가 많습니다.

- 팔다리 힘이 빠짐
- 말이 어눌해짐
- 얼굴 한쪽이 처짐
- 물체가 2개로 보임
- 심한 보행장애
- 손동작이 부정확해짐
- 삼키기 어려움
- 한쪽으로 몸이 기울어짐

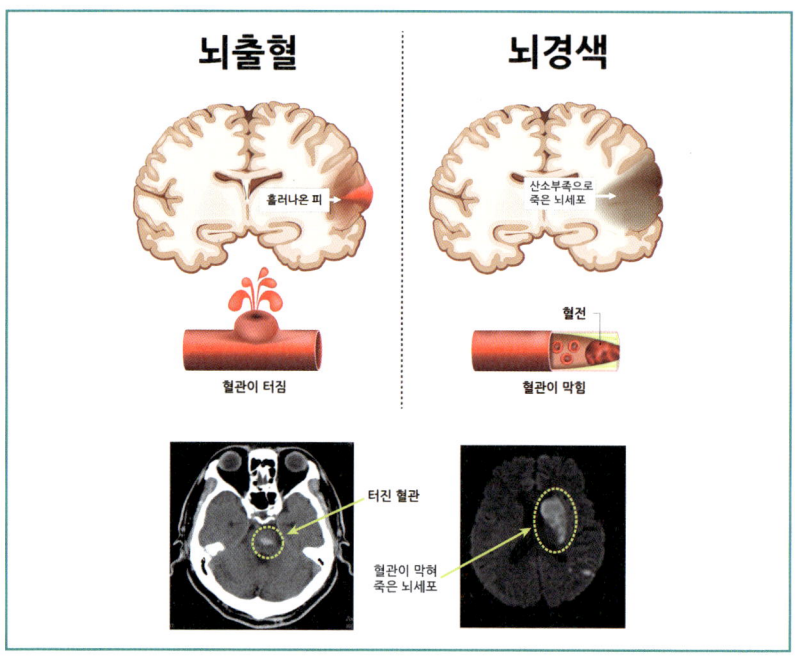

뇌출혈과 뇌경색
혈관이 터지면 혈액이 고여 뇌출혈이 생기고, 혈관이 혈전에 의해 막히면 산소 부족으로 뇌세포가 죽는 뇌경색이 생깁니다.

    뇌 질환으로 인한 어지럼은 일반적인 어지럼과 치료 방법이 다릅니다. 단순히 어지럼 증상만 치료하는 것이 아니라, 근본적인 원인 질환을 찾아 치료하는 것이 중요합니다.

    치료 방법은 원인에 따라 달라집니다. 뇌출혈처럼 즉각적인 수술이 필요한 때도 있고, 뇌경색이나 일부 퇴행성 질환처럼 약물 치료가 주된 때도 있습니다. 때로는 수술이나 약물 치료 없이 재활 치료만으로 경과를 지켜볼 수 있는 때도 있습니다.

    그러니 갑자기 심한 어지럼이 발생하거나 일반적인 어지럼과 다른 양상을 보일 때는 반드시 병원을 방문하시길 바랍니다. 더구나 고혈압,

당뇨, 심장병과 같은 위험인자가 있는 분들은 뇌 질환의 위험이 상대적으로 높아 더 위험합니다. 이석증이나 신경혈관성 어지럼, 메니에르병 등의 일반적인 어지럼과는 달리, 뇌 질환으로 인한 어지럼은 빠른 발견과 치료가 예후에 결정적인 영향을 미치기 때문입니다.

뇌 질환이나 척수 문제, 말초신경병에 의한 어지럼 중에서 서서히 생기는 경우도 있습니다. 대표적으로 소뇌위축증(소뇌실조증, 다계통위축증 등), 뇌종양, 척수 질환, 말초신경병 등이 있습니다. 주로 빙빙 도는 어지럼보다는 걸을 때 휘청거리는 균형장애가 생깁니다.

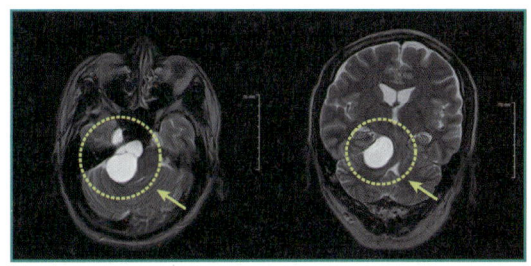

어지럼과 안면마비가 있어 오셨던 환자의 뇌 MRI 소견
청신경종양이 발견됐습니다.

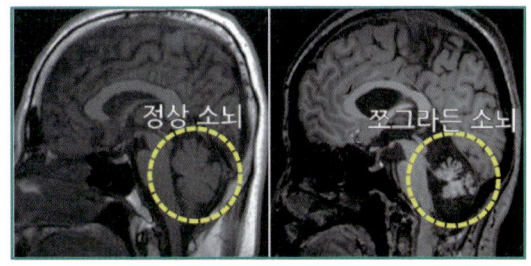

균형감각을 담당하는 소뇌에 문제가 생기는 소뇌위축증환자의 MRI 소견.
왼쪽은 정상 소뇌이며, 오른쪽은 소뇌위축증 환자의 소뇌입니다.

만성 어지럼과 피로, 집중력 감소
- 기립 못견딤증

어지럼을 호소하는 학생들이나 젊은 성인이 많습니다. 최근 어지럼으로 진료실을 찾은 한 중학생이 있었습니다. 키가 크고 마른 체격의 이 학생은 처음에는 일어날 때만 어지러웠는데, 최근에는 수업 중에도, 서 있을 때도, 걸을 때도 어지럼을 느낀다고 했습니다. 항상 기운이 없고 몸이 무거우며 두통도 자주 있었습니다. 특히 등교할 때 지하철에 서 있으면 쓰러질 것 같은 느낌이 들었습니다. 혈압이 낮았고, 운동은 거의 하지 않으며, 아침도 잘 먹지 않았습니다.

이런 증상이 있으면 대부분 "그냥 피곤한 거야", "의지가 부족하고 게을러서 그래"라는 말을 듣기 쉽습니다. 기운 없고, 어지럽고, 피곤하고, 집중력이 떨어지면 보통 간기능이나 갑상샘 질환을 의심하거나, 우울증 같은 정신적인 문제로 치부하기도 합니다.

하지만 실제로는 **'뇌 혈류 부족'**이 가장 흔한 원인입니다. 의학용어로는 **'기립 못견딤증**(Orthostatic intolerance)'이라고 부르는데, 일어서 있을 때 머리로 가는 혈류가 부족해져서 생기는 증상입니다.

어지럼 외에도 두통, 식은땀, 시야가 흐려지는 증상, 가슴 두근거림,

호흡 곤란, 메스꺼움, 심한 피로감, 집중력 저하, 목 어깨 통증, 전신 떨림 등이 생길 수 있습니다. 심할 때는 의식을 잃고 쓰러지기도 합니다.

일어날 때만 증상이 나타나는 것이 아니라, 앉아 있거나 서서 활동할 때 등 일상생활 중에도 증상이 나타날 수 있어서 진단이 쉽지 않습니다. 특히 10대, 20대에서 흔하니 단순히 잠이 부족하거나, 운동이 부족해서 또는 의지가 부족해서라고 오해받기 쉽습니다. 실제로 많은 부모님들이 "우리 아이가 의지가 없어서 책상에만 앉으면 졸리고 피곤해한다"라고 걱정하시다가, 검사와 치료 후 증상이 좋아지고 나서야 단순한 의지의 문제가 아니었다는 것을 알게 됩니다.

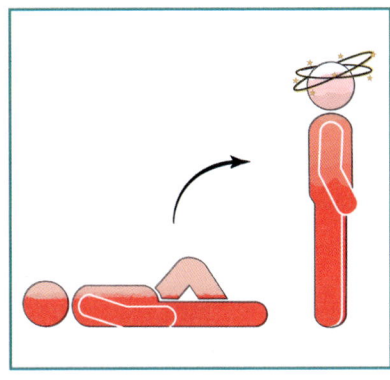

기립 못견딤증(일어설 때)
일어날 때 혈류가 다리로 쏠리면서 어지럼이 생깁니다.

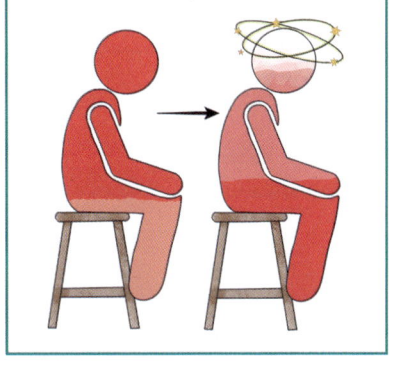

기립 못견딤증(앉아 있을 때)
앉아 있거나, 서 있을 때도 시간이 흐르면서 혈류가 배와 다리로 쏠리면서 어지럼이 생길 수 있습니다.

이는 기립경사테이블 검사를 통해 진단이 가능합니다. 검사를 해보면 일어설 때 혈압이 떨어지는 '기립성 저혈압(Orthostatic hypotension)'이나, 맥박이 비정상적으로 빨라지는 '기립빈맥증후군(Postural orthostatic tachycardia syndrome, POTS)'이 발견됩니다.

저도 예전에는 단순 신경혈관성 어지럼으로 생각하고 넘어갔던 경우가 많았습니다. 하지만 검사를 해보면 예상치 못한 기립성 저혈압이나 기립빈맥증후군이 진단되는 경우가 무척 많습니다. 진단을 잘하면 치료는 그리 어렵지 않습니다. 약, 운동, 생활 습관 조절로 어지럼, 두통, 만성 피로, 집중력 저하 등의 증상이 빠르게 호전됩니다.

이제 더 이상 "단순한 피로겠지", "조금만 더 노력하면 될 거야"라고 생각하며 넘기지 마세요. 특히 마른 체격의 청소년이라면, 이러한 증상들이 단순한 피로나 의지 부족의 문제가 아닐 수 있습니다. 정확한 진단과 적절한 치료로 건강한 학교생활을 되찾을 수 있습니다.

기립빈맥증후군 설명 영상

기립 못견딤증
– 혈압이 떨어질 때 vs. 맥박이 올라갈 때

　기립 못견딤증의 2가지 종류에 관해 설명하겠습니다. 우리 몸의 혈액은 중력의 영향을 받습니다. 누워 있을 때는 머리, 심장, 배, 다리의 높이가 비슷하므로 머리로 혈액이 잘 흐르지만, 일어서는 순간 혈액이 배와 다리 쪽으로 쏠립니다. 건강한 사람은 이 혈액이 금방 다시 위로 올라옵니다. 탄력 있게 수축하는 다리의 혈관들이 혈액을 위로 밀어 올려주기 때문입니다.

　이 과정에서 중요한 역할을 하는 것이 바로 '자율신경'입니다. 목에 있는 경동맥에는 혈압의 변화를 감지하는 정교한 센서가 있어서, 일어설 때 혈압이 살짝 떨어지면 즉시 신호를 보냅니다. "일어났으니 다리 혈관은 수축하고, 심장은 더 힘차게 뛰어라"라는 명령을 전달하는 것입니다.

　기립 못견딤증은 이러한 조절 시스템에 문제가 생겼을 때 나타나며, 2가지 경우가 있습니다. 첫 번째는 **'기립성 저혈압'**으로, 일어설 때 혈압이 크게 떨어지는 현상입니다. 일어나고 3분 이내에 **수축기 혈압이**

20mmHg 이상 떨어지거나, **이완기 혈압이 10mmHg 이상** 떨어지면 진단할 수 있습니다. 쓰러질 것 같은 어지럼, 심한 피로감, 시야가 흐려지는 등 뇌에 산소가 부족할 때 나타나는 증상들이 특징입니다.

두 번째는 **'기립빈맥증후군'**으로, 기립성 저혈압보다 5~10배 더 흔합니다. 혈압은 정상이지만 심장이 비정상적으로 빨리 뛰는 것이 특징입니다. 다리 혈관이 잘 수축하지 않으니 심장이 빨리 뛰어 보상하려 하지만, 오히려 효율이 떨어지면서 혈액순환이 나빠질 수 있습니다. 다리 혈관 수축에 문제가 없는데 교감신경계가 너무 과민해서 과도하게 맥박이 오르기도 합니다. 전신 떨림, 심장 두근거림, 불안감, 메스꺼움, 호흡곤란, 식은땀 등 교감신경 과활성화 증상이 나타나고, 때로는 어지럼, 두통, 목·어깨 통증, 피로감도 함께 나타납니다.

기립 못견딤증의 원인은 매우 다양합니다. 자율신경 조절 장애부터 시작해서 말초성 자율신경 손상(당뇨, 술, 아밀로이드증, 쇼그렌증후군), 중추성 자율신경 손상(루이소체 치매, 파킨슨병, 다계통위축), 자가면역성 자율신경장애, 암, 내분비 이상(부신기능 저하, 당뇨, 갑상샘기능 저하), 약물(고혈압약, 전립선약 등), 술, 비타민B12 결핍, 출혈, 탈수, 빈혈, 심부전, 심근경색, 임신 및 출산 등이 있습니다.

그러나 실제로는 이런 심각한 질환보다는 일상생활의 작은 문제들이 쌓여서 발생하는 경우가 더 많습니다. 불규칙하고 부족한 수면, 불규칙한 식사, 만성 스트레스와 과로, 신체 활동 부족, 근력 부족, 불충분한 영양 섭취, 수분 섭취 부족 등이 주된 원인입니다. 특히 성장기 청소년이나 20대에서 자주 발생하는데, 하루 종일 책상에 앉아 공부하느라 운동

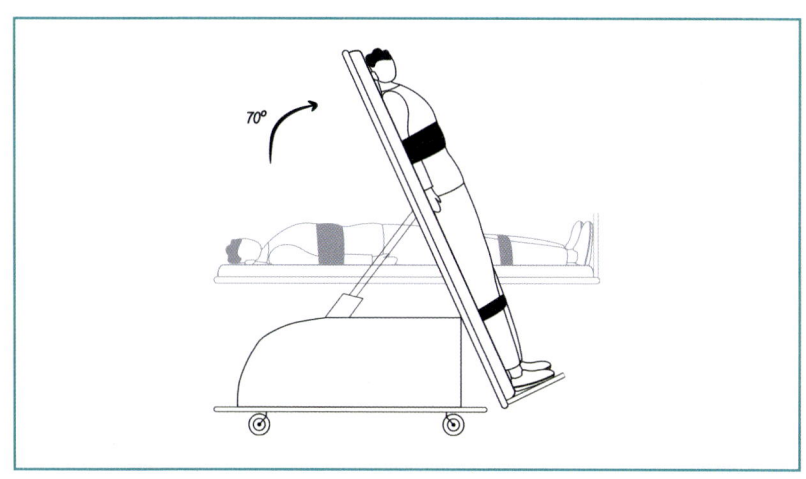

기립경사도 검사
일어나면서 혈압이 떨어지는지, 맥박이 오르는지 확인합니다.

량이 부족한 중고등학생들에게서 특히 많이 나타납니다.

 설사, 수분 섭취 부족, 극심한 더위 노출, 과음 등으로 인한 탈수 상태에서도 기립 못견딤증이 나타날 수 있습니다. 이는 몸의 혈류량 자체가 부족해져서 특히 일어서 있을 때 뇌로 가는 혈류가 부족해지기 때문입니다.

아침에 일어날 때 어지러우면?
생활 습관부터 바꿔야 합니다

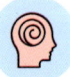

기립 못견딤증 치료의 핵심은 **자율신경계 기능 회복, 심폐기능 강화, 그리고 충분한 영양 섭취**입니다. 이 3가지 요소는 서로 맞물려 있어 하나라도 소홀히 하면 치료 효과가 떨어질 수 있습니다. 이를 통해 생활 중 나타나는 불편한 증상의 해소와 실신 예방이 주요 치료 목표입니다.

규칙적인 생활이 가장 중요합니다. 7시간 이상 충분히 자고, 가능한 한 비슷한 시간에 자고 일어나는 습관을 들이세요. 불규칙한 수면은 자율신경계의 리듬을 깨뜨려 증상을 악화시킬 수 있습니다. 식사도 규칙적으로 하루 세 끼를 챙겨야 합니다. 특히 아침 식사를 꼭 해야 합니다. 증상이 심한 경우 짠 음식들을 더 섭취하세요. 염분은 저혈압을 막는 데 도움이 됩니다. 끼니를 거르거나 과식하는 등의 불규칙한 식사는 증상을 악화시킬 수 있습니다. 극단적인 다이어트로 탄수화물이나 염분을 지나치게 제한하는 것도 피해야 합니다. 수분 섭취 역시 매우 중요합니다. 기립 못견딤증이 있다면 하루 1.5~2리터 이상의 물을 마셔야 합니다. 이는 식사에 포함된 수분량과는 별도로 섭취해야 하는 양입니다.

운동은 제2의 심장이라 불리는 다리 근육을 강화하는 데 초점을 맞춰야 합니다. 특히 종아리 근육 운동이 중요한데, 이는 다리의 피를 펌프질해서 심장으로 가는 혈액순환을 돕는 역할을 합니다. 하체 근육 강화에는 줄넘기와 뒤꿈치 들기 운동이 좋습니다. 계단 오르기, 스쾃, 자전거 타기 역시 하체 근력 강화에 좋습니다. 주 3회 이상 숨이 차고, 땀이 날 정도로 운동을 하면 심폐기능도 함께 강화할 수 있습니다. 보조적으로 압박스타킹이나 복대를 착용하면 증상 완화에 도움이 됩니다.

적정 체중을 유지하는 것도 중요한데, 저체중이나 비만 모두 증상을 악화시킬 수 있기 때문입니다. 이러한 생활 습관 개선을 2~4주 정도 꾸준히 실천하면 대부분 증상이 좋아집니다.

하지만 노력에도 불구하고 개선이 되지 않는다면 병원을 찾아 약물 치료를 시작하는 것이 좋습니다. 병원에서는 신경계에 작용해 저혈압을 방지하는 약물(미도드린), 체액을 늘려주는 약물(플루드로코티손), 두근거림을 조절하는 약물(베타차단제 - 프로프라놀롤) 그리고 신경전달물질을 조절하는 약물(피리도스티그민) 등을 처방할 수 있습니다. 심각한 자율신경 손상이 없다면 약물 치료의 효과는 매우 좋은 편입니다.

신경염증 때문에 어지러운 전정신경염

　한 40대 남성이 갑자기 찾아온 어지럼으로 진료실을 찾았습니다. 사무실에서 일하던 중 세상이 빙글빙글 도는 듯한 어지럼을 느꼈고, 구토도 두 차례나 했습니다. 마치 회전목마를 탄 것처럼 가만히 있어도 어지러웠고, 걸을 때면 왼쪽으로 기울어지는 느낌이 들었습니다. 잦은 야근과 스트레스로 지쳐 있던 상태였고, 전날 회식에서 과음한 뒤 잠도 부족했습니다. 하룻밤 자고 나면 좋아질 거라고 기대했지만, 증상이 지속되어 병원을 찾게 됐습니다.

　갑자기 빙글빙글 도는 어지럼이 생기면 2가지 흔한 원인을 먼저 고려합니다. 움직일 때만 3분 이내로 어지러운 이석증과, 지속해서 어지러운 전정신경염이나 뇌졸중입니다. 이분은 가만히 있어도 계속해서 어지러웠고, 가만히 앉아 있던 중 어지럼이 시작됐다는 점이 이석증과 달랐습니다. 진찰과 검사를 통해 이분은 전정신경염으로 진단받았습니다.

　귀와 뇌 사이에는 균형을 잡아주는 전정기관이 있습니다. 전정신경은 이 기관에서 받은 신호를 뇌로 전달하는 통로입니다. 양쪽 전정신경이 보내는 신호가 같으면 우리 몸은 정지 상태임을 알게 됩니다. 그리고 한쪽 신호가 강해지면 우리 몸이 그 방향으로 회전하고 있다고 느끼게 됩니다.

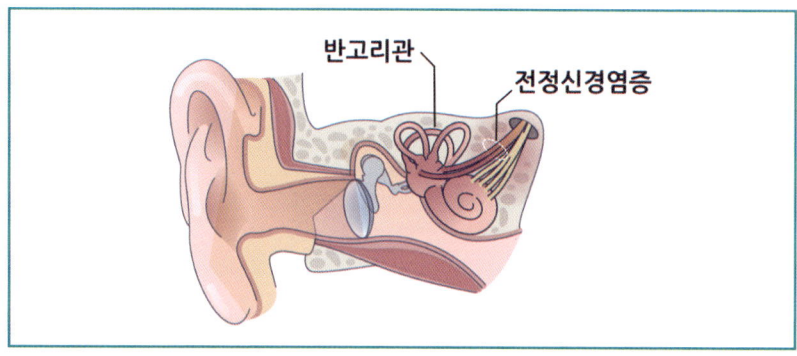

전정신경염증과 반고리관
전정신경에 염증이 생기면 한쪽 신호가 약해지기 때문에 어지럼이 생깁니다.

자동차의 한쪽 바퀴에 문제가 생기면 차가 바로 갈 수 없듯 전정신경 한쪽이 손상되면 균형이 무너집니다. 놀이공원의 회전 그네를 탄 것처럼 세상이 빙글빙글 도는 느낌이 들고, 손상 정도에 따라 회전 속도도 다르게 느껴집니다. 이석증과 달리 전정신경염은 신경이 회복될 때까지 며칠에서 몇 주간 지속됩니다.

전정신경염의 주요 증상은 다음과 같습니다.
- 갑작스러운 회전성 어지럼
- 지속적인 한쪽으로의 회전감
- 문제가 생긴 쪽으로 기울어짐
- 심한 메스꺼움과 구토
- 대개 2~3일 이내 호전되기 시작

전정신경염이 의심될 때는 눈의 떨림(안진)을 확인하는 것이 중요합니다. 혼자서는 확인이 어려우니 가족의 도움을 받거나 스마트폰으로 촬영해보길 바랍니다. 눈을 감고 제자리걸음을 해보면 몸이 한쪽으로 돌아가거나 기우는 현상도 관찰될 것입니다.

전정신경염의 원인은 다양합니다. 단순포진 바이러스의 재활성화가 흔하지만 다른 바이러스 감염이나 자가면역 반응, 혈류장애도 원인이 될 수 있습니다. 바이러스는 평소에는 잠복해 있다가 면역력이 떨어질 때 활동을 시작합니다. 과로, 수면 부족, 과도한 스트레스, 과음 같은 생활 습관이 방아쇠가 되어 생기는 경우가 많습니다. 고혈압, 고지혈증, 당뇨병처럼 혈류를 방해하는 질환도 위험을 높입니다.

빙빙 도는 어지럼 지속된다면 반드시 병원에 가야 합니다. 전정신경염은 시간이 지나면서 저절로 호전되기도 하지만, 후유증을 남길 수 있습니다.

진단은 크게 두 단계로 이루어집니다. 첫째, 뇌졸중 여부를 확인하고, 둘째, 전정신경염의 위치와 정도를 평가합니다. 다양한 검사를 통해 전정신경의 기능을 정밀하게 측정해서 적절한 치료 계획을 세웁니다. 다음의 안진 검사 영상에서는 왼쪽 전정신경에 생긴 문제로 오른쪽으로 튀는 눈 떨림을 볼 수 있습니다.

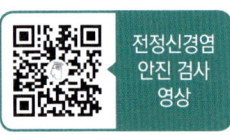

이 경우 전정신경의 기능을 보는 칼로릭 검사를 해보니 왼쪽의 전정신경이 약 62% 손상이 되어 있었습니다. 비디오두부충동검사(Video head impulse test)에서도 좌측에 이상이 발견되어 전정신경염 진단을 내렸습니다.

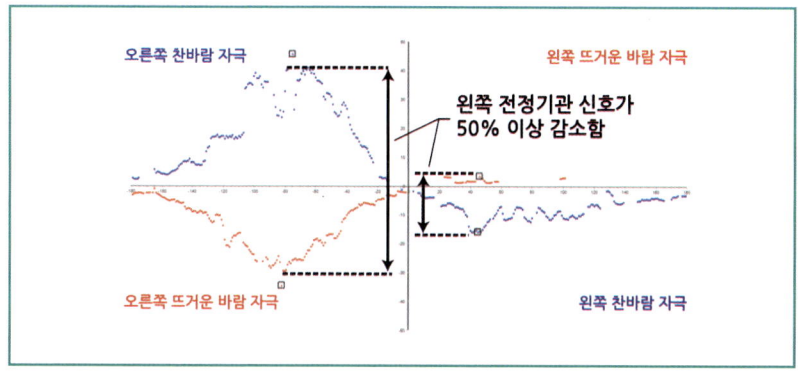

전정신경염의 검사 소견
왼쪽(그림에서는 오른쪽)의 균형감각신호가 60% 정도 줄어들어 있습니다.

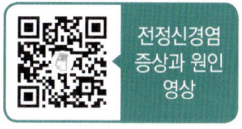

전정신경염의 회복 과정
- 진단부터 완치까지

앞서 말씀드린 40대 환자분께는 전정신경염 진단을 하고, 바로 스테로이드 치료를 시작했습니다. 먹는 스테로이드 약을 1주간 처방했고, 첫날부터 바로 어지럼 재활 훈련을 할 수 있도록 교육했습니다. 걷는 것은 아직 힘들어서 눈동자로 하는 재활 훈련을 시작했고, 3일 정도 지나자 어지럼 증상이 꽤 좋아져서 서서 하는 훈련을 할 수 있었습니다. 어지럼 증상 완화 약인 멀미약은 심하게 어지러울 때 먹으라는 설명과 함께 처방했고, 처음 2일 정도만 약을 복용하고 그 이후에는 참을 만해서 먹지 않았다고 합니다. 2주째에는 증상이 아주 좋아져 일상생활에 크게 문제는 없었고, 3주가량 지나니 어지럼 증상은 완전히 나아졌습니다.

손상된 전정신경은 대부분 잘 회복됩니다. 48시간 안에 간단하게라도 보행이 가능해지고, 2주 이내에 일상 활동으로 복귀할 수 있습니다. 3개월 이내에 완전히 회복되는 경우가 많지만, 일부 환자는 회복 속도가 더디거나 후유증이 남을 수 있어 적극적인 치료가 필요합니다. 전정신경염의 치료는 3가지 항목으로 분류할 수 있습니다. ① 증상 완화,

② 스테로이드와 항바이러스 치료, ③ 어지럼 재활 훈련입니다. 이 중 가장 중요한 것은 재활 훈련입니다.

증상 완화 치료는 초기 1~3일 정도 합니다. 먹는 약이나 주사로 어지럼을 약하게 만들고 메스꺼움, 구토를 줄이는 것이죠. 다만 너무 오랫동안 어지럼을 강제로 억제하면 신경의 회복을 방해하기 때문에 좋지 않습니다. 심한 어지럼이 있는 1~5일 정도만 안정제와 멀미약(보나링)으로 어지럼을 줄여줍니다. 처음부터 어지럼이 심하지 않다면 이런 종류의 약은 너무 심할 때 한 번씩만 먹으면 됩니다. 간혹 습관적으로 이러한 종류의 약을 2~4주 처방하는 경우가 있지만, 이런 경우 담당 의사와 상의해서 약을 조기에 중단하거나 필요시 먹는 약으로 전환하는 것이 좋습니다.

스테로이드는 강력한 소화기처럼 염증을 빠르게 잡아주는 치료제입니다. 보통 3~14일간 투여하며, 필요한 경우 항바이러스제를 병용합니다. 연구마다 효과가 다르게 나타나지만, 후유증 예방을 위해 증상의 경중에 따라 용량과 기간을 조절해서 사용합니다.

가장 효과가 입증된 치료는 **어지럼 재활 운동**입니다. 이는 마치 운동선수가 부상 후 점진적으로 훈련을 재개하듯, 첫날부터 단계적으로 시작합니다. 하루 3회, 매회 20~30분씩 실시하는 것이 이상적입니다. 운동 중 증상이 악화하는 날도 있지만, 이는 회복 과정의 자연스러운 현상으로 곧 호전됩니다. 마치 근육 운동 후의 근육통처럼 일시적인 불편함일 뿐입니다. 자연 회복만 기다리다가는 후유증이 남을 수 있으니, 재활 운동을 적극적으로 해야 합니다.

더 나은 회복을 위해 술과 담배를 피하는 것이 좋습니다. 손상된 신경이 회복되는 동안 건강한 생활 습관을 유지해야 합니다. 신경 회복에 도움이 되는 영양 섭취법은 마지막 장에서 상세히 다루겠습니다.

메니에르병
- 특징과 발병 원인

"작년 여름에 갑자기 심한 어지럼이 생겼고, 왼쪽 귀가 먹먹해졌어요. 심한 어지럼은 몇 시간 후 나아졌지만, 약한 어지럼과 먹먹한 느낌은 며칠간 이어졌습니다. 단순히 피로해서 그런가 보다 했으나 몇 달 뒤 증상이 재발했고, 똑같은 생각으로 진료를 받지 않았습니다.

그리고 이틀 전 같은 증상이 더 심한 정도로 찾아왔습니다. 어지럼이 너무 심해서 일상생활이 어려울 정도고, 왼쪽 귀도 잘 안 들리는 것 같아요."

한 30대 환자분의 이야기입니다. 이분은 당시 부모님께서 중병을 앓고 있어 심한 스트레스도 받았고, 간병으로 인해 수면도 부족한 상태였습니다. 결과적으로 이분은 메니에르병을 진단받았습니다.

메니에르병은 이름이 참 특이합니다. 이 병의 원인이 속귀에 있다는 것을 처음 주장한 19세기 프랑스 의사인 프로스페르 메니에르(Prosper Meniere)의 이름을 따서 '메니에르병'이라고 부릅니다. 이렇게 사람 이름을 딴 병들이 많은데, 신경계 질환으로는 알츠하이머병, 파킨슨병, 루게릭병, 길랭-바레 증후군 등이 있습니다.

메니에르병은 몇 가지 주요 특징이 있습니다. 첫 번째는 증상이 자꾸 반복된다는 점입니다. 이는 이석증의 재발과는 다릅니다. 하나하나의 이석증이 감기처럼 별개의 사건이라면, 메니에르병은 한번 생기면 언제든 재발할 수 있습니다. 짧게 몇 시간 만에 없어지기도 하고, 며칠 내내 지속되기도 합니다. 심한 경우 하루 몇 차례 몇 시간씩 계속해서 재발하기도 합니다. 이석증의 어지럼은 가만히 있으면 2~3분 이내에 가라앉지만, 메니에르병의 어지럼은 몇 시간 이상 지속되다가 좋아집니다.

두 번째는 어지럼(전정기관) 증상과 속귀 증상이 같이 생긴다는 점입니다. 어지럼과 함께 귀 먹먹함(물이 찬 듯한 느낌), 이명, 청력 감소 등의 달팽이관 이상 증상이 생기는 경우가 많습니다. 어지럼 자체는 이석증이나 전정신경염과 비슷하게 빙빙 도는 어지럼입니다. 보통의 이명이 고음의 매미 우는 소리, 기계 소리인 데 반해 메니에르병의 이명은 낮은 '웅웅'거리는 소리입니다. 청력 감소도 소음성 난청은 주로 높은 음을 잘 못 듣지만, 메니에르병에서는 일상 대화 같은 낮은 소리를 듣기 어려워합니다. 그러다 병이 진행되면 고주파수 대역의 높은 음도 잘 못 듣게 됩니다.

세 번째는 청력 감소라는 후유증이 생길 수 있다는 점입니다. 보통은 어지럼과 청력 감소가 생겼다가 시간이 지나면 회복이 되는데, 메니에르병이 자꾸 반복되다 보면 청력이 회복되지 않고 영구적으로 손상이 남을 수 있습니다. 반면 이석증은 청력 저하가 생기지 않고, 영구적인 후유증이 남는 경우도 거의 없습니다.

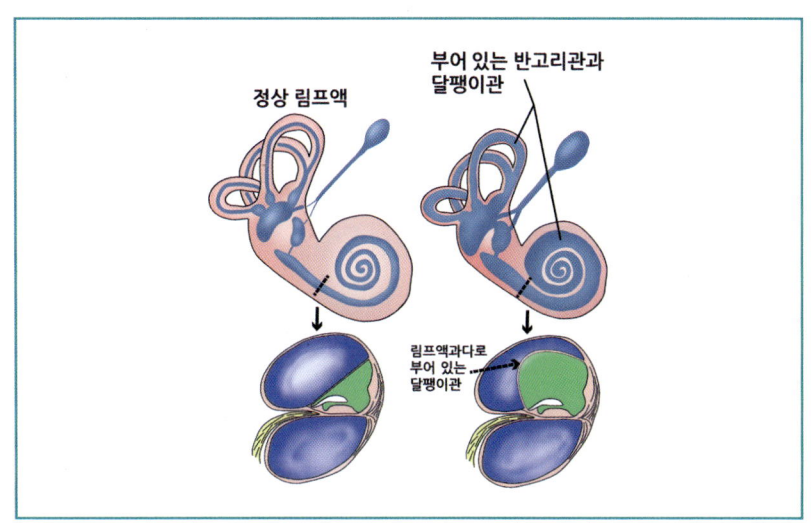

정상 림프액과 림프액과다로 부어 있는 달팽이관의 모습
메니에르병은 속귀가 부어서 전정기능, 청각기능에 문제가 생깁니다.

메니에르병에 걸린 사람을 부검해보니 속귀(달팽이관과 전정기관)가 부어 있는 것이 발견됐습니다. 의학 용어로는 '내림프 수종(Endolymphatic hydrops)'이라고 부릅니다. 속귀는 림프액이라는 물로 차 있습니다. 이 물의 양과 삼투압이 적절하게 유지되어야 하는데, 문제가 생겨 림프액의 흡수 배출이 잘 안될 때 문제가 생깁니다. 그림에서 보듯 한쪽의 림프액이 심하게 많아지면 두 공간 사이의 막이 한쪽으로 튀어나오면서 여러 증상이 생깁니다.

댐으로 막힌 호수를 생각해봅시다. 호수로 흘러 들어오는 물의 양과 댐을 통해 방류되는 물의 양은 균형을 이루어야 합니다. 비가 많이 와서 호수로 들어오는 물의 양이 많아지거나, 방류에 문제가 생기면 호수 물의 양이 많아지고 그러다가 댐을 넘어서 물이 넘치게 됩니다. 물이 넘치듯 과도하게 많아진 림프액은 신경을 압박해 갑작스러운 어지럼 발작을 만듭니다. 달팽이관을 자극해서 이명과 청력 감소가 생기기도 하고요.

메니에르병의 정확한 원인은 밝혀지지 않았고, 여러 가지 요인이 복합적으로 내림프액 순환에 문제를 일으키는 것으로 생각합니다. 자가면역으로 인한 염증, 혈류의 장애, 바이러스 감염, 과도한 소금 섭취, 스트레스, 피로, 과로, 알레르기 반응 등이 메니에르병의 발병에 관련됩니다.

메니에르병의 원인
- 스트레스, 수면 부족, 과로, 피로
- 염분 과다 혹은 수분 부족
- 술, 담배, 카페인
- 알레르기, 감염, 염증, 바이러스

메니에르병은 특정 검사 결과로 진단하는 것이 아니라 증상(20분~12시간 지속되는 어지럼, 청력 저하, 이명 혹은 귀 먹먹함)이 2번 이상 반복되면 진단할 수 있습니다. 따라서 어지럼 발작이 처음이거나 이명, 귀 먹먹함이 없을 때는 진단이 빨리 되지 않을 수 있습니다. 그러나 이럴 때도 메니에르병 증상이 있다면 발병 가능성을 염두에 두고, 생활 습관 조절이라도 하는 것이 좋습니다.

메니에르병 재발 방지를 위해 지켜야 할 생활 수칙

앞서 말씀드렸던 30대 여성의 치료 경과를 말씀드리겠습니다. 비디오 안진 검사에서 눈 떨림을 관찰하고, 왼쪽 귀의 청력 저하도 확인한 후 종합적인 판단에 따라 이분은 메니에르병으로 진단하고, 즉시 치료를 시작했습니다.

소방관이 불을 끄듯 부은 속귀를 가라앉히기 위해 강력한 소염제인 스테로이드 복용을 시작했고, 메니에르병에서 주로 투여하는 혈액순환 개선제와 부종을 줄이는 이뇨제도 함께 처방했습니다. 3일 후 재방문 시에는 심한 어지럼은 거의 사라졌고, 가벼운 어지럼과 귀 먹먹함, 이명만 남아 있었습니다. 이후 스테로이드는 중단하고 나머지 약물은 유지하면서, 생활 수칙을 철저히 지키도록 했습니다.

2주가 지나자 남아 있던 증상들도 대부분 호전됐고, 청력도 거의 회복됐습니다. 이후 6개월간 재발 방지 목적의 약물 치료를 진행했고, 현재는 큰 재발 없이 지내고 있으며, 가끔 가벼운 어지럼이 있을 때는 며칠 정도 생활 수칙을 지키면 증상이 호전되고 있다고 합니다.

메니에르병은 언제든 재발할 수 있어 지속적인 관리가 필요합니다. 약물 치료만으로는 완벽한 예방이 어렵기에, 다음과 같은 생활 수칙 준수가 매우 중요합니다.

메니에르병 치료를 위한 생활 수칙
- 저염 식사 : 하루 나트륨 2g(소금 5g) 이하
- 물 많이 마시기 : 하루 1.5~2.5리터 충분한 물 마시기 (체중 1kg당 35mL)
- 카페인 금지 : 꼭 먹고 싶을 때는 디카페인 커피를 주 2회 이하
- 가공식품과 글루텐이 함유된 밀가루 음식 피하기 (염증 악화 위험)
- 규칙적인 식사
- 충분한 잠
- 스트레스 관리
- 규칙적인 운동

특히 저염 식사가 가장 중요한데, 이는 다른 어지럼 예방 수칙과 차별되는 점입니다. 라면을 먹고 잔 다음 날에 몸이 붓듯이 염분은 부종의 주원인입니다. 간장 한 스푼(10g)에 1.6~2g 정도의 소금이 들어 있으니, 소금을 하루 5g 이하로 섭취하려면 조리 시 간을 최소화하고, 짠 음식을 조심해야 합니다. 속귀의 부종을 막기 위해 염분 섭취를 제한하고, 충분한 수분을 섭취해야 합니다.

메니에르병의 주요 위험 요인은 신경혈관성 두통(편두통), 수면무호흡, 자가면역 질환, 응고 질환, 동맥경화증입니다. 편두통은 뇌세포 과흥분이 뇌와 주위 혈관의 수축과 확장, 부종, 신경의 염증을 유발하기 때문에 메니에르병을 잘 일으킬 수 있습니다. 그러니 두통이 없더라도 신경

혈관성 두통의 치료가 필요한 때도 있습니다. 50세 이후에는 동맥경화증이 중요 위험 요인입니다. 고혈압, 당뇨, 고지혈증 등의 동맥경화증 위험 요인을 조기 발견하고 잘 관리하는 것이 중요합니다.

　메니에르병 의심 증상이 재발하는 경우 심하지 않다면 증상 조절제를 먹고 충분한 휴식을 취해도 됩니다. 보나링, 신경안정제, 항구토제 등을 통해 어지럼과 메스꺼움을 줄일 수 있습니다.
　어지럼이 너무 심해 일상생활이 어렵거나, 귀 증상이 심해서 소리가 잘 안 들린다면 병원을 찾아 치료받는 것이 좋습니다. 자꾸 재발한다면 증상이 없는 시기에도 약을 먹어 다음 재발을 예방해야 합니다. 예방을 위해서는 대략 6개월 정도 약을 먹는 것이 좋습니다.
　메니에르병으로 고생하는 분들이 꽤 많습니다. 부디 말씀드린 생활 수칙을 잘 지켜서 메니에르병을 잘 치료하고, 예방하길 바랍니다.

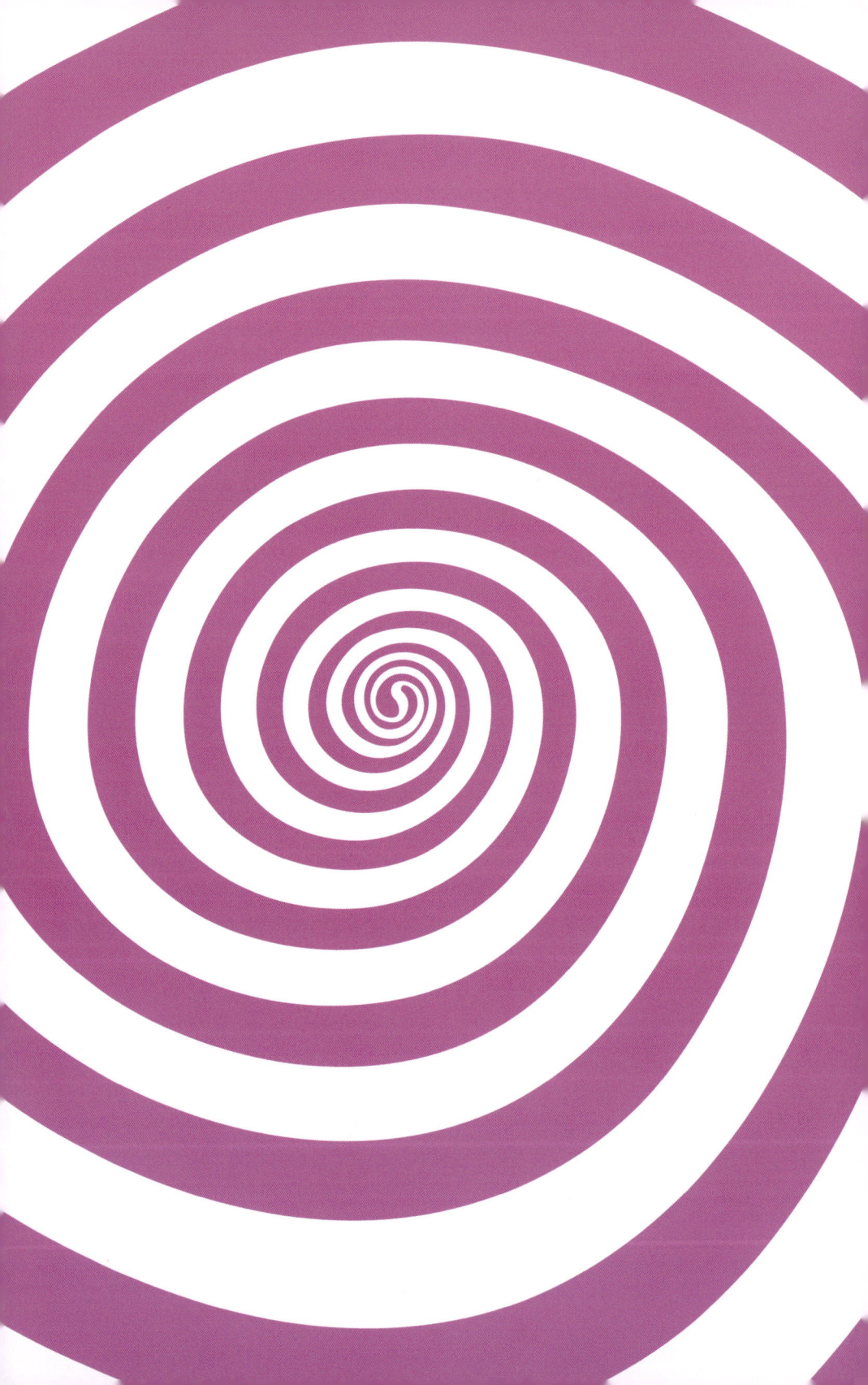

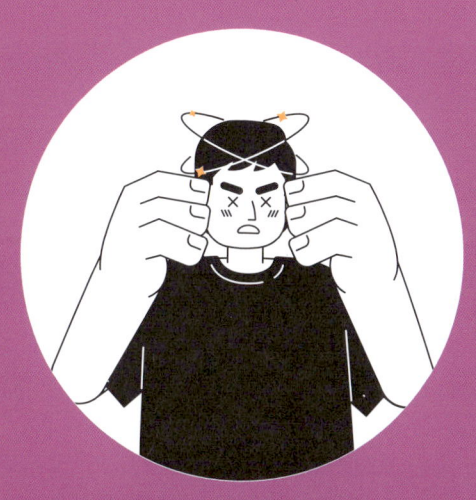

· 제4장 ·
누구나 쉽게 따라 하는 어지럼 재활 운동

어지럼 완치 및 예방 비법
- 약보다 중요한 것은 운동과 하루하루의 일상

 어지럼은 병원 치료와 약만으로 낫지 않는 경우가 많습니다. 초기에는 병원 치료가 중요하지만 약을 먹어도 나아지지 않아 고생하시는 분들이 많고, 증상이 좋아져도 재발이 걱정되어 불안한 나날을 보내시는 분들이 많습니다.

 이럴 때 필요한 것이 어지럼 자기 관리와 예방법입니다. 재활 운동과 건강한 식사, 생활 습관 개선 등 스스로 할 수 있는 관리법이 중요하고, 많은 연구 결과와 임상 경험이 이를 뒷받침하고 있습니다.

 아쉽게도 병원에서 진료를 하는 의료진은 이런 부분에 대한 관심이 부족합니다. 더군다나 우리나라는 한 명 한 명의 진료가 매우 짧게 이루어지다 보니 '집에서는 어떻게 생활을 하는지?', '어지럼으로 얼마나 고생을 하는지?', '극복하기 위한 생활은 어떻게 해야 하는지?'에 대해서는 잘 물어보지 않고 설명도 잘 하지 않습니다.

 저는 늘 그런 부분이 안타까웠습니다. 그러니 지금부터는 진짜 어지럼 치료를 위해서 어떻게 운동을 하고, 하루하루를 어떻게 보내는 것이 좋을지 구체적으로 설명하겠습니다. 먼저 공통적으로 지켜야 하는 생활 습관을 전반적으로 정리해봅시다.

어지럼 치료를 위한 생활 습관

공통 생활 수칙	매일 걷기, 잘 때 빼고 눕지 않기, 규칙적인 좋은 식사 충분한 잠, 어지럼 재활 운동, 뇌 관리와 훈련			
어지럼 유형	응급처치	병원 치료	자가 치료	추천 생활 습관
이석증	·어지럼이 가라앉을 때까지 가만히 있기, ·이석 바로잡기 운동	·증상 억제 주사 약 ·이석 정복술	·이석 바로잡기 운동(매우 중요) ·이석증 습관화 운동	·문제 방향으로 눕지 않기 ·베개 높이기 ·급성기가 지나면 일상 활동하기 ·햇볕 쬐기 ·비타민D/칼슘 영양제(부족한 경우)
만성 후유 어지럼	·잠시 휴식 ·심호흡	·세로토닌계 약	·어지럼 재활 운동(매우 중요)	·재발에 대한 두려움 없애기 ·스트레스 줄이기
신경혈관성 (편두통성) 어지럼	·증상 억제 약 ·빛, 소음을 피하고 휴식 ·물 마시기	·뇌 안정화(예방) 약 ·주사 치료	-	·커피 중단 ·규칙적 운동과 수면 ·빛, 소음 피하기
뇌졸중	·빨리 응급실 가기	·혈전 용해 치료 ·혈전 예방약 ·뇌졸중원인치료	·병원 치료 후 어지럼 재활 운동	·고혈압, 당뇨, 고지혈증 관리 ·금주, 금연 ·규칙적인 운동
기립성 어지럼	·제자리에 앉거나 눕기 ·쓰러짐 조심 ·물 마시기	·수액 주사 약(저혈압, 빈맥 방지)	·심폐 강화 운동 ·하체 근력 운동	·아침 식사하기 ·물 1.5~2리터 마시기 ·오래 앉아 있거나 누워 있지 않기
노인성 어지럼	·넘어짐 조심	-	·걷기 ·어지럼 재활 운동	·충분히 물 마시기 ·어지럼 유발 약 찾아보기 ·매일 30분 이상 산책하기 ·근력 운동하기
전정신경염	·증상 억제 약 ·가만히 쉬기 ·빠른 병원 방문	·증상 억제 약/주사 ·염증 억제 치료	·초기부터 어지럼 재활 운동(매우 중요)	·충분한 수면 ·규칙적인 식사 ·회복까지 술, 담배 하지 않기
메니에르병	·증상 억제 약 ·가만히 쉬기 ·소음 피하기 ·물 마시기	·초기 염증 억제 치료 ·증상 억제 약/주사	·어지럼 재활 운동 (자주 어지러운 경우)	·저염 식사 ·물 많이 마시기 ·충분한 잠, 스트레스 관리 ·술, 담배, 커피 중단

모든 종류의 어지럼 치료의 핵심

모든 어지럼 완치의 핵심은 뇌신경계와 전정기관 건강관리입니다. 혈류를 원활하게 하고, 염증을 예방하며 균형감각을 키워야 어지럼을 치료하고 예방할 수 있습니다.

하루 10~30분의 운동은 우리 몸의 혈액순환을 촉진하고, 스트레스 호르몬은 낮추며 세로토닌과 같은 행복 호르몬은 높여줍니다. 또한 자율신경을 안정시켜 어지럼에 대한 과민 반응을 줄여줍니다. 잠잘 때가 아닌데도 자주 누워 있거나 소파에 기대어 있는 습관은 우리 몸의 균형체계를 무너뜨립니다. 그 결과 이석증이 잘 생기고 균형감각도 떨어집니다. 아이들을 보면 잠잘 때 외에는 거의 눕지 않습니다. 나이가 들어서도 아이들처럼 활동적인 생활이 필요합니다.

여러 연구에서 일상적인 신체 활동 부족이 어지럼, 특히 이석증을 잘 유발한다고 밝혀졌습니다. 이석증 환자 중에는 매일 30분 정도의 신체 활동도 하지 않는 사람이 더 많았습니다. 등하교나 대중교통 출퇴근을 하거나, 산책을 잠깐씩만 해도 30분의 시간을 채우기 어렵지 않습니다. 하지만 생각보다 하루 30분의 활동조차도 없는 분들이 많습니다. 자동차로 출퇴근하고 종일 사무실에 앉아 있거나, 하루 종일 집 안에만 계신 분들도 많죠. 그러나 어지럼 예방을 위해서는 30분 이상의 신체 활동을 주 5일 이상 해야 합니다. 대중교통 이용, 장보기, 산책 등 일상 활동으로도 충분히 채울 수 있으며 여기에 빠르게 걷기, 계단 오르기, 자전거 타기, 등산 등 조금 더 강도 높은 운동을 추가하면 더 효과적입니다.

건강한 식사와 충분한 잠도 매우 중요합니다. 어지럼 예방을 위한 건강한 식사가 필요하고, 특히 해로운 음식을 피하는 것이 중요합니다. 충분한 수면은 뇌신경계의 피로를 풀어주고, 스트레스 호르몬을 감소시킵니다.

어지럼 재활 운동은 원인과 상관없이 모든 어지럼에 효과가 있습니다. 나의 어지럼의 원인을 모른다면 뒤에서 소개해드리는 운동을 단계별로 모두 시도해보세요. 시간이 모자라거나, 어지럼 원인을 알고 있다면 특정 운동을 반복해도 좋습니다. 동작을 따라 해보고 어려우면 쉬운 것부터 시작하고, 너무 쉬우면 조금 더 어려운 운동을 도전해봅니다. 2단계 운동은 어지럽지 않은 사람도 따라 하면 좋은 균형감각 훈련이므로 누구나 시도해보면 좋습니다.

원인이 무엇이든 어지럼은 뇌에서 느끼는 감각입니다. 그러니 뇌를 건강하게 관리하고, 뇌기능 훈련을 하는 것이 매우 중요합니다. 현대인은 뇌에 해로운 환경에 자주 노출됩니다. 스트레스, 수면 부족, 과도한 스마트폰 사용, 불안, 우울 등을 잘 관리한다면 어지럼을 치료하고 예방할 수 있습니다. 뇌기능 훈련에는 호흡과 명상이 특히 효과적입니다. 뒤에서 뇌 관리의 구체적인 방법을 알려드리겠습니다.

개별 맞춤 치료

어지럼 원인에 따른 맞춤 치료 역시 중요합니다. 이석증이라면 이석바로잡기 운동이 가장 중요하며, 만성 후유어지럼, 뇌졸중에 의한 어지럼, 전정신경염에서는 조기 어지럼 재활운동을 해야 합니다. 기립성 어지럼은 심폐 강화, 하체 근력 강화와 함께 충분한 수분, 염분 섭취와 아침 식사로 치료합니다. 메니에르병은 소금 섭취를 줄이고, 물을 충분히 마시며, 적절한 수면이 필수입니다. 신경혈관성(편두통성) 어지럼이라면 카페인 섭취를 조절하거나 중단하는 것이 필요합니다.

증상이 심각한 경우에는 반드시 병원에서 전문적인 치료도 함께 받는 것이 좋습니다. 이석증의 경우에는 원인이 되는 반고리관과 그 형태를 정확히 파악해서 이석 정복 치료를 진행합니다. 급성 뇌졸중은 필요 시 혈관 개통 치료를 하고, 초기 전정신경염, 메니에르병은 스테로이드 등의 염증 억제 치료가 필요할 수 있습니다.

그렇지만 반드시 약물 치료가 필요하지 않은 때도 있습니다. 많은 경우에 근본 치료제가 아닌 단순 어지럼 증상 억제제를 처방합니다. 멀미약으로 알려진 디멘히드리네이트(보나링 등의 주성분)나 신경안정제 약 등입니다. 초기에 잠시 사용하는 것은 괜찮지만, 장기 복용은 피하는 것이 좋습니다. 자세한 내용은 마지막 장에서 상세히 설명하겠습니다.

오랫동안 어지럼으로 고통받았어도 약 복용을 꺼려 병원 방문을 미루는 분들도 있습니다. 그러나 의사의 진료는 단순한 약 처방에 그치지 않고, 원인 파악, 생활 수칙 교육, 어지럼 재활 운동 교육 등 다방면으로 상담과 치료가 이루어집니다. 약물 치료를 원하지 않는다면 담당 의사에게 이야기해서 약을 제외한 진료와 치료를 받을 수 있으니 지나치게 걱정할 필요는 없습니다. 어지럼의 정확한 원인을 설명하는 것만으로도 좋아진 환자들이 많습니다. 이 책을 읽는 분 중에도 분명 원인 모를 어지럼에 과도한 불안을 느끼는 분들이 계실 것입니다. 혼자 너무 힘들어하지 말고 가까운 어지럼 전문 병원을 찾아 도움을 받으시기를 바랍니다.

영양제에 관해서도 많은 분들이 문의하십니다. 어지럼에 특효가 있는 영양제는 없으며, 대부분 그 효과가 과대 광고되어 있어 맹신하시는 경우가 많습니다. 그러나 단순히 예방 목적으로 먹고 싶은 분들은 어차피 섭취할 영양제라면 조금이라도 도움이 되는 것을 선택하는 것이 현명할 것입니다. 이에 관해서도 5장에서 더 자세히 설명하겠습니다.

어지럼 치료의 시작
- 어지럼 재활 운동 1단계

　어지럼을 줄이는 가장 좋은 방법은 어지럼 재활 운동입니다. 이는 효과가 좋고 안전하니 어지럼이 있다면 지금 바로 시작해야 합니다. 어지럼 재활 운동은 전정기능, 평형기능, 뇌기능을 균형 있게 발달시켜 어지럼을 치료하고 예방합니다.

　어지럼 재활 운동을 1단계와 2단계로 구성했습니다. 마치 계단을 오르듯 단계적으로 접근하는데 1단계의 도리도리 운동은 심한 초기 증상에 적합하고, 안전한 운동으로 배치했습니다. 2단계는 주로 서서 하는 운동으로, 균형감각을 키우고 넘어짐을 예방합니다. 어지럼이 경미하거나 재발이 잦은 분들은 2단계 운동을 중심으로 하되, 1단계의 도리도리 운동은 계속 병행하시는 것이 좋습니다.
　어지러우면 시야가 흔들리거나 흐려지는 느낌이 들기도 합니다. 이런 증상에는 1단계 운동이 효과적입니다. 심한 어지럼으로 인해 넘어질 위험이 있다면, 2단계 운동이 도움이 됩니다. 물론 개별 원인과 증상에 맞춘 맞춤형 재활 운동이 가장 이상적이지만, 여기서는 누구나 필요한 핵심적인 운동을 선별했습니다.

어지럼 재활 운동 수칙

1. 1단계를 충분히 연습한 후 2단계로 진행
2. 심한 어지럼이나 메스꺼움이 있으면 즉시 중단. 오후나 다음 날에 강도와 횟수를 줄여서 재시도
3. 추천 횟수는 목표일 뿐, 개인의 상태에 맞춰 반복 횟수, 속도, 강도를 점진적으로 증가시키기
4. 1단계 운동 : 5~10분씩 4~5회 (하루 총 20~40분)
   2단계 운동 : 20~30분씩 1~2회
5. 시간이 없다면 도리도리 운동과 외발 서기라도 시행
6. 목 운동은 부드럽게, 통증이 없는 범위에서 실시.
   운동 전 가볍게 근육 풀어주기 (어깨 으쓱하기, 어깨 회전하기, 가볍게 목 돌려주기 등)
7. 넘어질 위험이 있다면 앉아서 하는 동작만 시행하고, 벽이나 기둥을 활용해서 안전하게 진행

어지럼 재활 운동 미리 보기

1단계 운동 (기초 단계)

1. 도리도리 운동 (20회) - 중요!
   - 한 점에 시선을 고정하고 부드럽게 머리를 좌우로 흔들기
2. 끄덕끄덕 운동 (10회)
   - 한 점에 시선을 고정하고 고개를 위아래로 끄덕이기
3. 천천히 따라가며 보기 (좌우 20회, 위아래 10회)

- 손가락을 펴고 좌우로 움직이고, 눈으로 따라가며 보기

4. 빠르게 바라보기 (20회)

- 양팔을 펼쳐 손가락을 펴고, 눈으로 좌우를 빠르게 번갈아 보기

2단계 운동 (심화 단계)

1. 벽 짚고 한 발 서기 (30초)
2. 팔 벌리고 일자 서기 (30초)
3. 일자 걷기 (10걸음)
4. 눈 감고 제자리걸음 (20회) - 중요!

어지럼 예방 운동 (고급 단계)

재활 운동이 수월해졌거나, 어지럼 예방이 필요한 단계의 심화 트레이닝

1. 지지하는 곳 없이 한 발 서기
2. 밸런스 운동 도구 위에 서기
3. 런지
4. 야외 운동
5. 코어 운동, 상·하체 근력 운동

1. 도리도리 운동 (20회)

① 시선 높이의 한 지점을 정한다(예를 들어, 달력의 숫자나 팔을 뻗어 엄지손톱 보기).
② 그 지점을 계속 보면서 좌우로 머리를 번갈아 돌린다. 시선이 벗어나지 않게 주의한다.
③ 20회 반복한다.

주의 사항

- 너무 빠르고 세게 돌리면 목이 아플 수 있으니, 천천히 부드럽게 돌립니다. 미리 목, 어깨를 풀어주면 좋습니다.
- 시선이 벗어나지 않게 집중합니다. 시선이 자꾸 벗어나면 속도와 돌리는 정도를 줄입니다.
- 쉬우면 속도를 올리고 더 크게 고개를 돌립니다.
- 다양한 거리와 위치로 운동해봅니다. 예를 들어, 뻗은 팔의 엄지손가락 손톱, 방문 손잡이, 달력의 특정 숫자, 창밖의 한 지점 등 다양하게 목표를 정합니다.
- 1단계 운동 중 가장 중요한 운동이니 한꺼번에 2~3세트, 하루 3~7회 반복하는 것을 추천합니다.

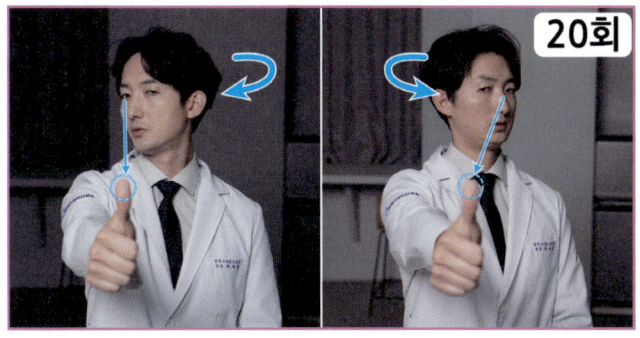

도리도리 운동

2. 끄덕끄덕 운동 (10회)

① 시선 높이의 한 지점을 정한다.
② 그 점을 바라본 상태로 위아래로 머리를 번갈아 들었다 숙인다. 시선이 벗어나지 않게 주의한다.
③ 10회 반복한다.

주의 사항은 도리도리 운동과 동일합니다.

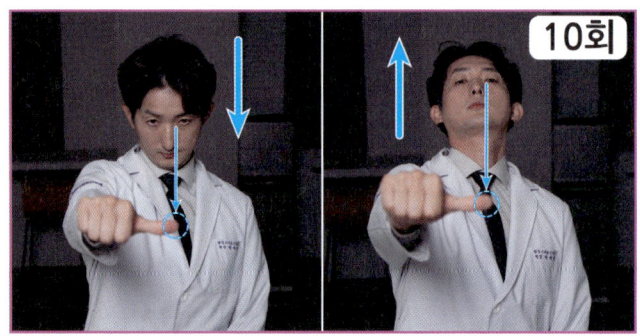

끄덕끄덕 운동

3. 천천히 따라가며 보기 (좌우 20회, 위아래 10회)

① 한쪽 엄지손가락을 세워 팔을 쭉 편 후 어깨높이까지 올린다.
② 머리가 움직이지 않게 반대편 손으로 턱을 고정한다.
③ 들고 있는 손을 좌우 30도가량 천천히 움직이고, 눈은 엄지손톱에 시선을 고정하고 놓치지 않게 따라 본다.
④ 좌우로 20회, 위아래로 10회 동작을 반복한다.

주의 사항

- 머리가 따라가지 않게, 반대 손으로 턱을 잘 고정합니다.
- 천천히 시작하고 서서히 속도를 올립니다.
- 시선이 엄지손가락을 놓치지 않게 집중합니다.

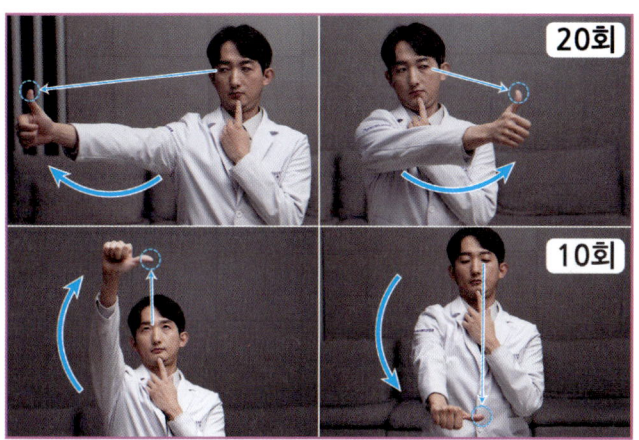

천천히 따라가며 보기

4. 빠르게 바라보기 (20회)

① 양손 엄지를 세우고 팔을 쭉 뻗고, 양옆으로 어깨보다 약간 벌려서 어깨높이로 든다.

② 양쪽 엄지손톱을 번갈아 바라본다. 이때 머리가 움직이지 않게 조심한다.

③ 좌우 20회 반복한다.

주의 사항

- 머리가 따라가지 않게 잘 고정합니다.
- 가능한 한 빠르게 시선을 옮기되, 정확해야 합니다. 한 번에 정확히 바라보는 것이 안 된다면 속도를 늦춰야 합니다.

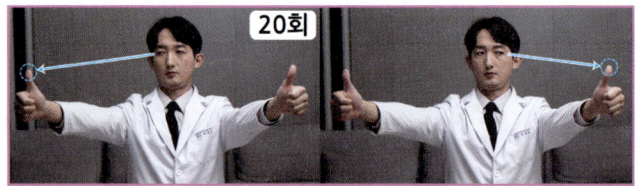

빠르게 바라보기

전정재활운동 영상

완전한 회복을 위한 비법
- 어지럼 재활 운동 2단계

    1단계 기본운동을 충분히 익혔다면 이제 서서 하는 운동을 해봅시다. **안전**이 가장 중요합니다. 넘어질 위험이 있다면, 1단계 운동을 며칠 더 하고, 나아지면 조심스럽게 시도합니다. 처음 자전거를 배울 때 뒤에서 넘어지지 않게 잡아주듯 주변의 도움이나 벽을 활용해 안전하게 실시할 수 있는 정도가 되어야 합니다. 운동 중 어지럼이 심해진다면, 즉시 중단하고 충분히 휴식을 취한 후 강도나 횟수를 조절해서 다시 시작합니다.

    2단계 운동은 균형감각을 키우는 운동도 포함하고 있어, 어지럼 증상이 없는 사람에게도 유익합니다. 특히 고령에서 넘어짐 예방과 어지럼 예방에 탁월한 효과가 있습니다. 하루 1~2회, 20분씩 꾸준히 실천한다면 어지럼 치료뿐 아니라 발목, 무릎, 허리 통증 개선에도 도움이 되니 적극적인 운동을 권유합니다.

1. 벽 짚고 한 발 서기 30초

① 넘어지지 않도록 벽, 의자, 기둥 등을 짚는다. 처음에는 손 전체로 짚고, 익숙해진다면 손가락 하나로만 짚는다.

② 한쪽 다리를 최대한 90도로 들어, 30초간 버틴다.

③ 반대쪽 다리를 들고 30초 버틴다.

④ 동작을 좌우 각각 3~5회씩 시행한다.

⑤ 눈을 뜨고 서는 것이 익숙해졌다면, 눈을 감고 버텨본다. 이때 넘어지지 않게 벽을 잘 짚어야 한다.

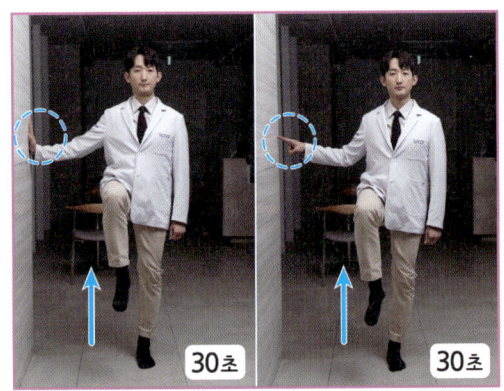

벽 짚고 한 발 서기

2. 팔 벌리고 일자 서기 30초

① 벽이나 의자를 짚고, 발을 앞뒤로 딱 붙여서 선다.

② 손을 떼고 양팔을 벌려 30초간 자세를 유지해서 선다.

③ 동작을 3~5회 시행한다.

④ 눈을 뜨고 서는 것이 익숙해졌다면, 눈을 감고 버텨본다. 넘어지지 않게 조심해야 한다.

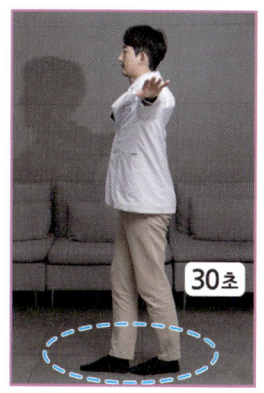

일자 서기

3. 일자 걷기

① 발을 앞뒤로 붙여서 일자로 걷는다. 처음에는 두세 걸음도 어려울 수 있지만, 10걸음이 가능해질 때까지 연습한다.
② 익숙해지면 걸으면서 1단계 도리도리 운동과 끄덕끄덕 운동을 병행한다.
③ 동작을 1~2회 시행한다.

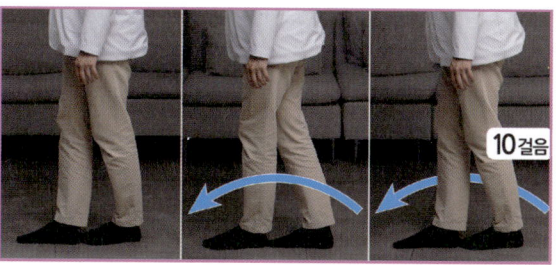

일자 걷기

4. 눈 감고 제자리걸음 20회

① 양팔을 앞으로 나란히 뻗고 제자리걸음을 걷는다.

② 처음에는 눈을 뜬 채로 몇 걸음 걷다가 걸음이 안정되면 눈을 감고 걷는다.

③ 눈을 감고 제자리에서 20회 걷는다. 가능한 한 무릎을 90도 정도로 든다. 이때 넘어지지 않도록 조심한다.

④ 20회 걷고 눈을 떠서 돌아간 정도를 평가한다. 30도 이상 돌아갔다면, 혼자서 외출하거나 운전하는 것은 위험할 수 있다.

⑤ 동작을 1~2회 시행한다.

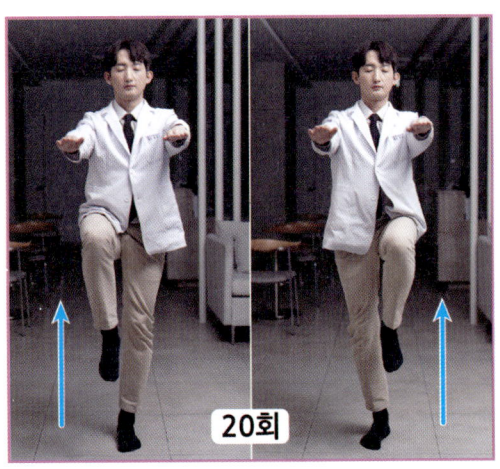

눈 감고 제자리걸음

치료의 완성
- 어지럼 예방 운동 프로그램

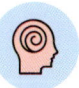

　앞서 1단계와 2단계 치료를 잘 해왔다면 이제 어지럼은 상당히 좋아졌을 것입니다. 여전히 가끔 가볍게 어지러울 수는 있지만, 이제는 조금 더 어려운 운동을 시도해보겠습니다.

　이 운동들은 어지럼의 재발을 막고 전반적인 신체 균형을 향상시킵니다. 넘어짐을 예방해주고, 일상 동작도 더 원활하게 합니다. 또한 혈관과 뇌 건강에 도움이 됩니다. 과거 심한 어지럼을 경험했던 분들이나 고령으로 균형감각 강화가 필요한 분들에게 이 운동들은 특히 유익할 것입니다.

　많은 운동이 있지만 기본적이고 쉬운 운동을 여기서 소개하겠습니다. 딱딱한 바닥에서 하는 운동이 쉽다면, 불안정한 바닥에서 한번 시도해보세요. 불안정한 바닥에서 균형 운동을 하면 더 효과적입니다. 간단하게는 집에 있는 쿠션, 베개 위에서 양발 혹은 한 발로 서면 됩니다. 좀 더 전문적인 운동을 한다면 밸런스 패드, 밸런스 쿠션, 보수볼 등을 구입해서 사용하면 좋습니다. 그리고 평소에 할 만한 유산소 운동과 코어 운동도 소개해드릴게요. 이 역시 어지럼 완화와 균형감각 훈련에 꼭 필요한 운동입니다.

1. 지지하는 곳 없이 한 발 서기

한쪽 무릎을 허리 높이까지 들고, 한 발로 30초 이상 버티는 연습을 해봅니다. 양쪽 각 3~5회씩 시행하면 됩니다. 잘 안되더라도 자꾸 연습을 해보고, 넘어지지 않게 주의해야 합니다.

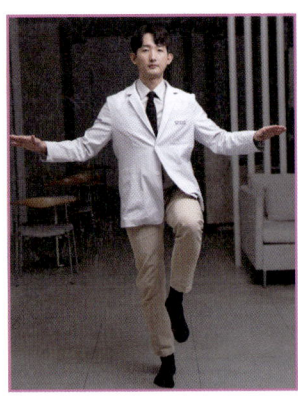

지지 없이 한 발 서기

2. 밸런스 운동 도구 위에 서기

불안정한 바닥에서는 균형을 잡기가 힘듭니다. 하지만 그런 만큼 균형감각을 키우는 데는 큰 도움이 됩니다. 집에 있는 쿠션이나 베개 위에 두 발로 서보세요. 소파나 침대 위에 서도 되는데, 높은 만큼 다칠 위험이 크니 조심해야 합니다. 두 발로 서는 것이 쉬우면 한 발로도 서보세요. 20초 버티는 것을 목표로 연습하세요.

쿠션이 너무 쉽고 조금 더 전문적인 훈련을 하고 싶으면 밸런스 운동 도구를 이용하는 것도 좋습니다. 인터넷에 밸런스 패드, 밸런스 쿠션 혹은 보수볼 등을 검색하면 여러 제품이 나오니 마음에 드는 것을 골라봅니다. 처음에는 두 발 중 한 발은 바닥에, 한 발은 밸런스 패드 위에 서보고, 익숙해지면 양발로 서봅니다. 뒤에 알려드릴 런지 운동을 할 때 앞발을 패드나 쿠션, 보수볼 위에 두면 더욱 어려운 운동이 됩니다. 20초간 서 있을 수 있다면, 밸런스 패드 혹은 보수볼 위에서 제자리걸음 연습을 해보면 더욱 좋습니다.

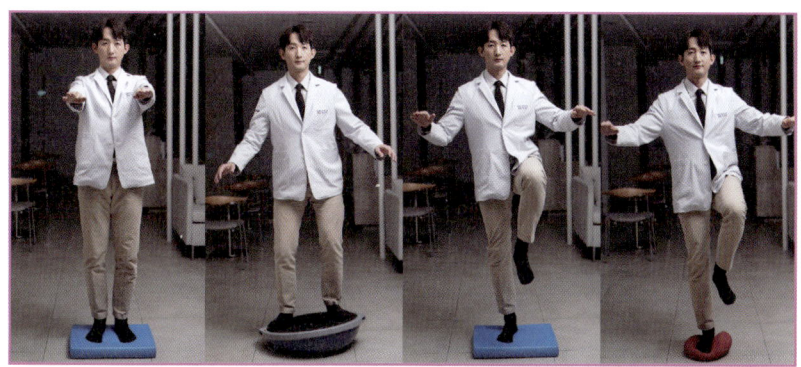

각종 밸런스 운동 도구 위에 선 모습

3. 런지

양발을 골반 넓이로 벌린 후 한 다리를 앞으로 한 걸음 내디딥니다. 천천히 바닥을 향해 골반을 내리면서 앞다리와 뒷다리의 무릎을 굽힙니다. 완전히 직각으로 굽힐 필요는 없고, 할 수 있을 만큼만 굽히면 됩니다. 무릎을 다시 펴고, 앞으로 내디뎠던 발을 원래 위치로 가져옵니다. 이제 반대편 발을 앞으로 내디뎌 같은 동작을 반복합니다. 5회 혹은 10회 반복합니다(좌우 한 세트).

주의 사항

처음에는 넘어지지 않게 벽이나 의자를 잡습니다. 허리를 앞으로 숙이지 않게 조심해야 합니다. 동작이 쉬우면, 앞발을 밸런스 페드에 올리고 수행하면 더 힘든 훈련이 됩니다. 균형감각뿐 아니라 하체 근력을 키울 수 있어서 이 동작을 추천합니다.

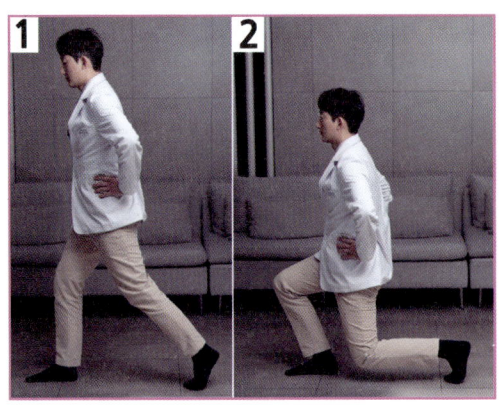

런지 운동

4. 야외 운동

실내에서 안정적으로 걸을 수 있게 됐다면 이제는 집 밖으로 나가서 운동을 해봅니다. 다치지 않고, 어지럼을 더 심하게 느끼지 않게 천천히 단계를 밟아가는 것이 중요합니다. 가벼운 어지럼이 있더라도 조심스럽게 걷기 운동을 해보세요. 다만 어지럼이 심해진다면, 잠시 멈춰 앉아서 쉬었다가 다시 시작하세요.

걷기만으로는 부족할 수 있을 수 있으니, 다음과 같은 다양한 운동을 함께 해보세요.

- 빨리 걷기
- 수중 걷기 : 물의 부력과 저항이 효과를 높여줍니다. 무릎 통증이 있는 분들에게 특히 좋습니다.
- 계단 오르기 : 근력과 균형감각 모두에 도움 됩니다.
- 가벼운 등산 : 다양한 지면과 지형으로 균형감각을 키워줍니다.
- 줄넘기 : 리듬감 있는 동작으로 균형감각과 종아리 근력을 키워줍니다. 기립성 어지럼이 있을 때 특히 도움 됩니다.
- 자전거 타기 : 균형감각과 근력에 도움 됩니다. 넘어질 수 있으니, 증상이 많이 호전된 후에 시도해보세요.

조심스럽게 시작해야 합니다. 처음에는 10분을 넘기지 말고, 어지러운 정도를 보면서 서서히 늘려가세요. 한 번에 무리해서 30분 이상 걷는 것보다는 10분씩 하루 3번 걷는 것이 더 낫습니다.

5. 코어 운동, 상·하체 근력 운동

나무의 뿌리처럼 우리 몸의 중심을 잡는 제일 기본 근육은 배와 엉덩이 근육 등의 코어 근육입니다. 코어 근육을 잘 쓸 수 있어야 균형을 잘 잡을 수 있고, 어지럼을 줄일 수 있습니다. 다양한 운동이 있지만, 특히 2가지 기본운동인 엉덩이 들기 운동과 누워서 번갈아 다리 들기 운동을 추천합니다.

(1) 엉덩이 들기 운동(브릿지)

① 누운 자세에서 무릎을 굽혀 세웁니다.

② 먼저 배에 힘을 준 뒤, 엉덩이에 힘을 줘 들어 올립니다.

③ 자연스러운 호흡을 유지합니다.

④ 허리가 꺾일 정도로 무리하게 높이 들지 않습니다.

⑤ 20회 반복합니다.

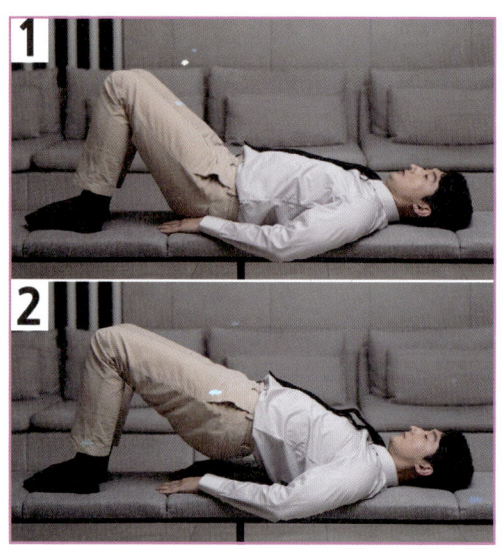

코어 운동 – 엉덩이 들기 운동

(2) 누워서 번갈아 다리 들기(데드버그)

① 편안하게 누워서 양쪽 무릎을 구부려 세웁니다.

② 허리를 바닥에 붙이는 느낌으로 아랫배에 힘을 주고, 그 상태로 한쪽 다리를 들어 올립니다.

③ 올린 다리를 내리면서, 반대쪽 다리를 들어 올립니다.

④ 가능한 한 아랫배 힘을 유지하며, 호흡은 자연스럽게 쉽니다.

⑤ 10~20회 반복합니다(좌우 한 세트).

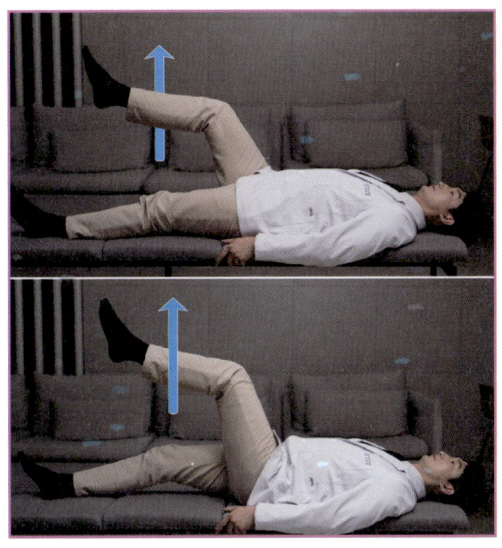

코어 운동 – 번갈아 다리 들기

여기서 운동 강도를 더 높이고 싶다면 양다리를 동시에 들어 올린 상태에서 한 다리씩 내리거나, 팔을 앞으로 뻗은 상태에서 같은 동작을 수행하는 방법이 있습니다.

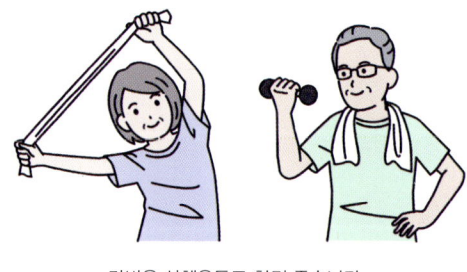
가벼운 상체운동도 하면 좋습니다.

앞서 설명한 런지 운동, 벽을 짚고 무릎을 굽히면서 기마자세로 반쯤 앉았다가 일어나는 스쾃 운동, 벽을 짚고 발뒤꿈치를 올렸다 내리는 뒤꿈치 들기 운동을 통해 하체 근력을 강화해줍니다.

가벼운 물병이나 아령을 어깨 넘어 위로 반복적으로 들어주는 상체 운동도 좋습니다. 이러한 상·하체 근력 운동 역시 어지럼 치료와 균형감각 향상에 도움이 됩니다.

어지럼이 모두 좋아졌더라도 이 운동들을 꾸준히 한다면 어지럼을 예방할 수 있고, 균형감각을 향상해 어지럼으로 인한 넘어짐 사고를 막는 데 큰 도움이 됩니다. 그러니 가능하면 주 3회 이상 운동합시다.

일어날 때 어지럼 치료 운동

 일어나 있을 때 생기는 어지럼인 기립 못견딤증(기립성 저혈압과 기립빈맥 증후군) 치료를 위한 운동을 설명해드릴게요. 일어날 때 혹은 장시간 서 있을 때는 다리로 혈류가 쏠리는 것을 막아줘야 합니다. 다리의 혈류를 위로 보내주는 데 가장 도움이 되는 것은 다리 근육을 강화하는 것입니다. 일어나는 순간의 어지럼을 막기 위한 동작 2가지와 평소 해야 하는 운동 3가지를 알려드리겠습니다.

기립 못견딤증 치료 운동 미리 보기

일어날 때 어지럼을 예방하기 위한 예비 동작
1. 일어서기 전, 다리를 번갈아 위로 들어주기
2. 일어나자마자 다리 꼬아 힘주기

근본 치료를 위한 운동
1. 뒤꿈치 들기 (종아리 강화 운동)
2. 스쾃
3. 심폐 강화 유산소 운동 : 빨리 걷기, 조깅, 계단 오르기, 자전거 등

일어난 직후에 생기는 어지럼을 예방하는 간단한 동작들은 다음과 같습니다.

첫 번째는 일어나기 전, 다리를 번갈아 들어주는 것입니다. 누워서도 할 수 있고, 의자에 앉아서도 할 수 있습니다. 좌우 번갈아가며 각각 3~5회씩 들어주면 됩니다.

두 번째는 일어나자마자 다리를 앞뒤로 꼬아 종아리와 허벅지에 힘을 주는 것입니다. 두 방법 모두 다리 근육에 힘을 줘서 다리로 혈류가 쏠리는 것을 막아주고, 심장과 뇌로 혈액순환이 잘될 수 있게 도와줍니다. 한 연구에서는 두 방법 모두 혈압을 올리고 심장이 내보내는 혈류량을 늘려준다고 보고됐습니다. 두 방법에 효과의 차이는 없으니 편한 방법 하나를 선택하거나 2가지 모두 해보세요.

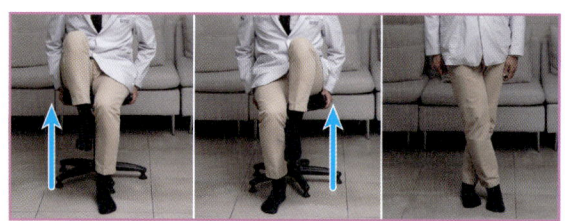

기립성 어지럼 예방 자세
일어나기 전 좌우 다리를 3~5회 번갈아가면서 들어주고,
일어나면 양쪽 다리를 꼬아줍니다.

기립 못견딤증의 근본 치료로는 하체 근력과 심폐기능 강화가 가장 중요합니다. 다리의 근육은 제2의 심장 역할을 합니다. 아래로 내려간 혈류가 잘 되돌아와야 전신에 혈액이 잘 돌 수 있습니다.

체중이 너무 적게 나가도, 너무 많이 나가도 어지럼이 잘 생기니 적정

체중을 유지해야 합니다. 근력이 부족한 경우도 안 좋으니 뒤꿈치 들기 운동을 매일 반복하세요. 스쾃 운동이 좋으며, 적어도 주 2회 이상 시행하기를 권합니다. 심폐 강화 운동은 주 4회 이상이 좋습니다.

만약 기립성 어지럼이 너무 심해서 뒤꿈치 들기 운동이나 유산소 운동을 못 한다면 누워서 하는 운동 먼저 해보세요. 누운 상태에서 가볍게 무릎을 굽힌 채로 한쪽 다리를 들었다가 천천히 내리는 동작을 번갈아서 반복합니다. 가볍게 양쪽 팔도 들어서 모았다가, 천천히 내리는 동작도 반복합니다. 어느 정도 일어나서 걸을 정도가 되면 다음의 운동을 가볍게 시도해봅시다.

1. 뒤꿈치 들기 운동
① 벽 또는 의자를 짚고 섭니다.
② 뒤꿈치를 최대한 들었다가, 천천히 내립니다.
③ 바닥에 닿기 전 다시 올립니다.
④ 20회씩 2~3세트 반복합니다.

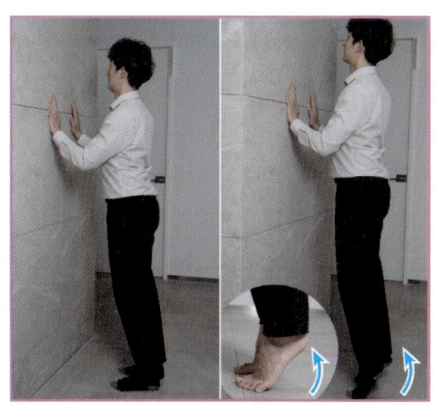

뒤꿈치 들기 운동

2. 스쾃 운동

① 벽이나 의자를 짚고 반쯤 쪼그려 앉습니다. 익숙해지면 손을 떼고 해도 됩니다.
② 무릎이 아플 수 있으니, 엉덩이를 뒤로 빼면서 앉아 보세요.
③ 엉덩이에 힘을 주며 천천히 일어납니다.
④ 10~20회씩 2~3세트 반복합니다.

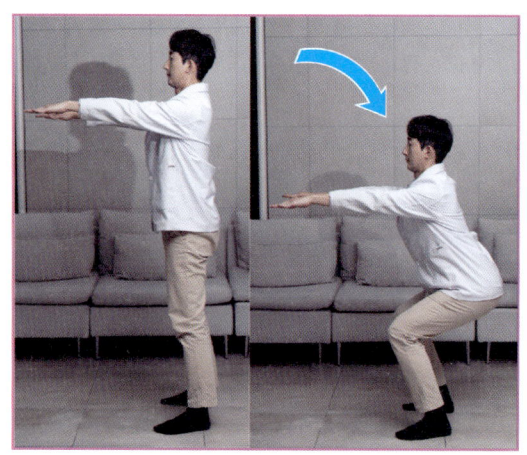

스쾃 운동

3. 심폐 강화 운동

약간 숨이 차는 운동이라면 뭐든 좋습니다. 빨리 걷기, 가벼운 조깅, 계단 오르기, 등산, 자전거 타기, 줄넘기 등을 주로 추천합니다. 근력 운동도 가벼운 무게로 빠르게 하면 숨이 차니 심폐 강화 효과가 있습니다. 구기 종목도 좋으니 무엇이 됐든 숨이 약간 차는 운동을 주 4회 이상 하세요.

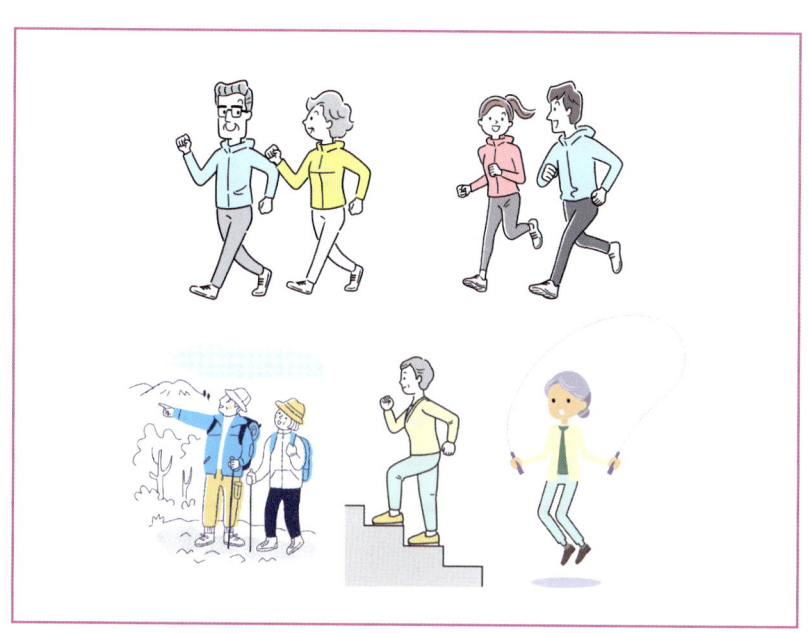

심폐기능 강화를 위한 유산소 운동
걷기, 조깅, 등산, 계단 오르기, 줄넘기, 자전거 타기 등의 운동을 해보세요.

어지럼으로 걷기도 어려운 분들을 위한 단계별 운동법

어지럼으로 걷는 것조차 어려운 분들이 있습니다. 이는 대부분 심한 전정신경염 초기, 심한 이석증, 고령 등이 원인이며, 집 안에서 몇 걸음 걸을 때도 심한 어지럼을 느껴 넘어질 위험이 큽니다. 심한 어지럼은 지나갔어도 공포심으로 잘 못 걷기도 합니다. 그런 분들을 위한 체계적인 단계별 운동법을 말씀드리겠습니다.

1. 눕거나 앉아서 하는 운동과 어지럼 재활 운동 1단계

안전하게 누워서 하는 운동을 먼저 시행합니다. 168쪽의 어지럼 재활 1단계 운동들은 누워서 혹은 앉아서 할 수 있습니다. 근력 운동을 위해 눕거나 앉아서 다리를 번갈아가면서 들고, 팔도 번갈아 어깨 위로 들어줍니다. 가볍게 고개를 돌려줍니다. 어지러워 종일 누워 있더라도 틈틈이 시행해야 빨리 걸을 수 있게 됩니다.

2. 집 안에서 걷기

1~2일 후 어지럼이 어느 정도 좋아졌다면 집 안에서 걷기를 시작합

니다. 처음에는 벽을 짚으면서 걷고, 나아지면 손을 떼고 걷습니다. 어지럼 재활 운동 1단계는 매일 하면서, 2단계 중에서 할 수 있는 동작을 시도합니다.

한 번에 오래 걷기보다는 몇 걸음만 걷더라도 자주 걷는 것을 목표로 해보세요. 한두 시간마다 걷기 연습을 해야 합니다.

3. 어지럼 재활 운동 2단계

이 정도면 어지럼 재활 운동 2단계가 가능합니다. 하루 1~2회 20분가량씩 시행합니다. 전정신경염의 경우 보통 2~3일 이내에 2단계 운동까지 가능합니다.

4. 집 앞 5분 걷기

어지럼이 발생하고 5~7일 정도 지나면 집 앞 5분 걷기는 해볼 수 있습니다. 물론 너무 어지럼이 심하다면 집 안에서 걷는 것을 충분히 연습해보세요.

처음부터 30분을 걸으려 하면 안 됩니다. 일단 5분이라도 걸어보세요. 약간의 어지럼은 참으면서 걸어보고, 넘어질 것 같으면 집으로 돌아옵니다. 이 단계에서는 혼자 외출하지 말고, 보호자 도움을 받아 외출하는 것이 안전합니다. 5분씩만 걷되 하루 3~4번 자주 나가서 걸어봅니다.

5. 10분 걷기

본격적으로 걷기 연습을 합니다. 10분을 걸을 수 있으면 20~30분도 금방 걸을 수 있습니다. 그래도 하루 30분을 한 번에 걷기보다는 10분씩 하루 3번 나눠서 걷는 것을 추천합니다. 어지럼이 심하지 않으면 한

번에 20분씩 2~3번 걸어도 좋습니다. 천천히 걸으면서 사이사이에 빨리 걷기를 섞어줘도 좋습니다. 익숙해지면 계단 오르기도 연습해보세요. 처음에는 한 층 정도 오르고, 이후에는 3개 층 정도까지 연습해보면 좋습니다.

6. 어지럼 예방 운동

20~30분 정도 걸을 수 있으면 이전 장에서 설명했던 어지럼 예방 운동을 해봐도 좋습니다. 집 안에서 하는 운동부터 야외 유산소 운동, 근력 운동에 도전해보세요.

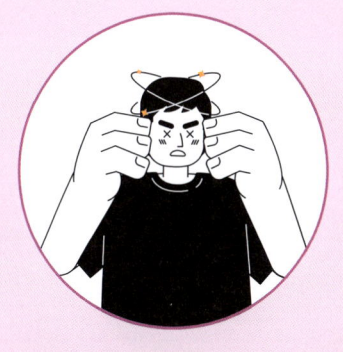

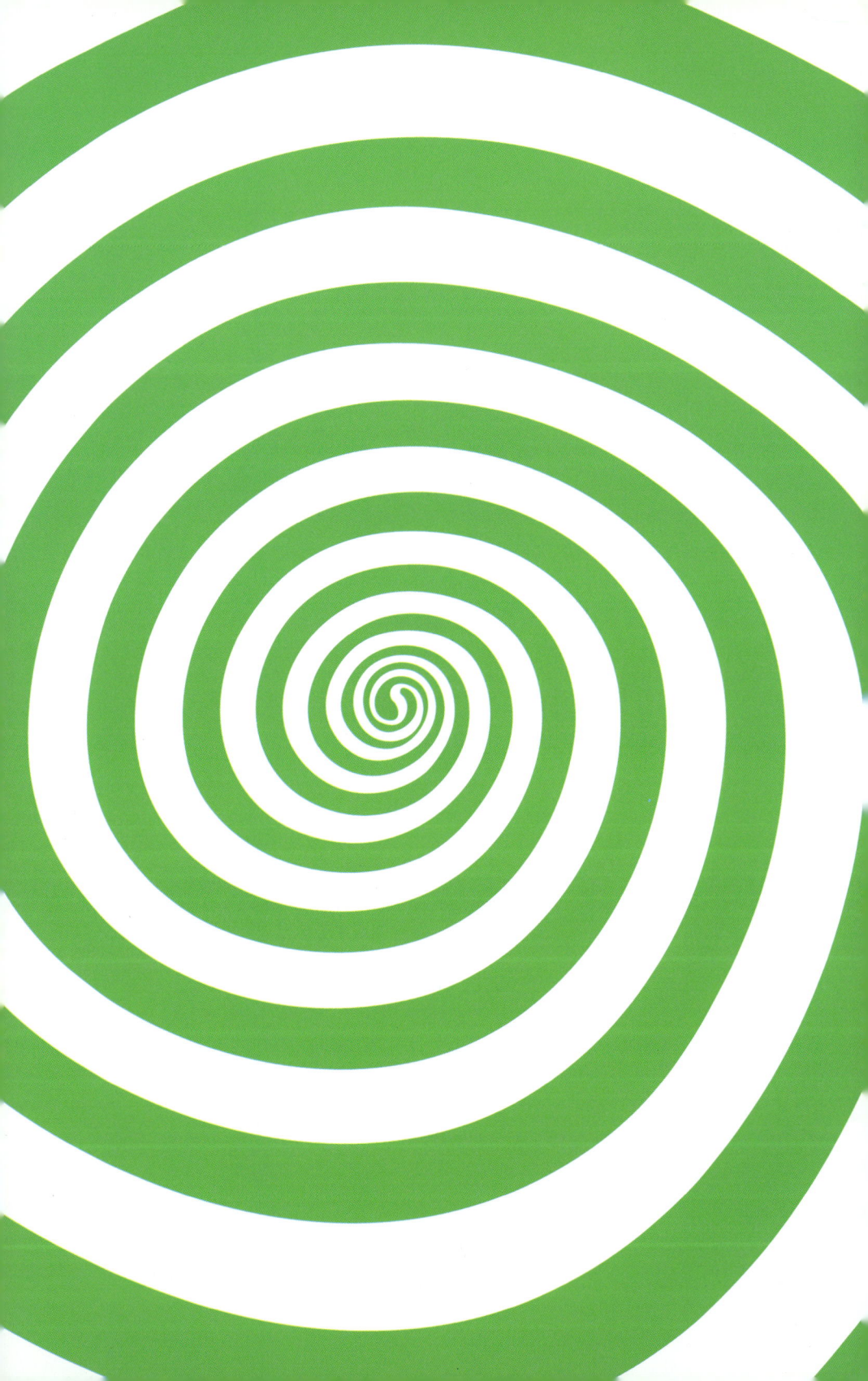

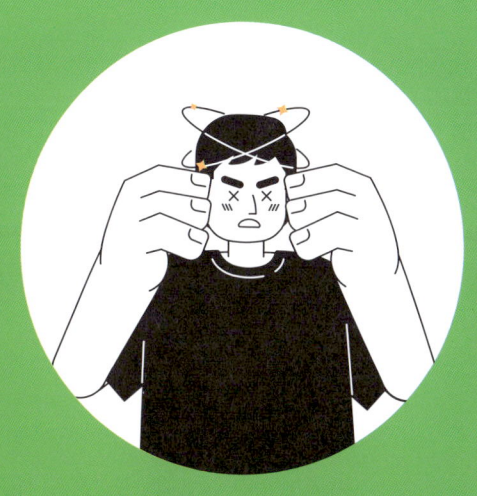

· 제5장 ·

어지럼 완치 핵심 생활 수칙

나쁜 음식과 좋은 음식
- 먼저 나쁜 음식부터 피하자

"어지럼에 좋은 음식을 다 먹어봤어요. 토마토, 브로콜리, 달걀, 미역이 좋대서 매일 먹어보기도 하고, 흑마늘즙도 먹고, 영양제도 많이 먹었는데 자꾸만 재발하네요. 어지럼에 좋은 음식 좀 추천해주세요."

진료실에서 자주 듣는 이야기입니다. 많은 분이 어지럼에 좋은 음식이 무엇인지 물어봅니다. 하지만 더 중요한 것은 나쁜 음식을 피하는 것입니다. 나쁜 음식을 안 먹는 것이 좋은 음식을 먹는 것보다 훨씬 중요하고 효과적이라는 것입니다.

야근이 잦은 직장인인 한 50대 남성은 커피와 담배로 하루를 버티고, 스트레스 해소를 위해 매일 저녁에 술을 마셨고, 어느날 어지럼이 생겼습니다. 어지럼이 처음 생겼을 때는 며칠 쉬면 좋아졌지만, 이런 생활 습관을 바꾸지 않으면서 증상은 점점 더 심해졌습니다.

담배의 니코틴은 혈관을 수축시켜 전정기관으로 가는 혈류를 감소시킵니다. 술은 신경을 훼손하고, 염증을 유발합니다. 짠 음식은 체내 수분 균형을 무너뜨려 어지럼을 악화시킵니다. 또한 나쁜 탄수화물을 조심해야 합니다. 단순 당은 혈당을 급격히 올렸다 떨어뜨려 혈액순환을 방해하고 염증을 더 자주 일으켜 어지럼을 더 악화시킬 수 있습니다. 당분이 많이 들어간 음식(설탕, 꿀, 과자, 초콜릿, 과일주스, 다량의 과일 등), 흰쌀, 찹쌀, 떡, 밀가루, 각종 면, 빵 등이 대표적입니다. 과일에도 당이 많기에 한 번에 너무 많이 먹지 않아야 합니다.

맛있는 흰쌀밥이나 면류 같은 단순 탄수화물 역시 어지럼을 악화시킬 수 있습니다. 흰쌀밥, 밀가루로 만든 라면, 국수, 짜장면 그리고 떡 같은 음식은 혈당을 급격히 높입니다. 혈당이 급격히 오른 만큼 갑자기 혈당이 떨어져 더 자주 배고픔을 느끼게 되어 자꾸 먹게 되죠. 대신 현미나 잡곡, 통밀처럼 복합 탄수화물이 풍부한 음식을 선택하세요. 천천히 소화되는 복합 탄수화물은 혈당을 안정적으로 유지하는 데 도움이 됩니다.

조금 다른 이야기이지만 저체중과 비만 모두 좋지 않습니다. 근육량과 영양이 너무 부족해도 혈액순환장애와 기립성 어지럼이 잘 생기고, 비만 역시 혈당을 올리고 혈액순환을 악화시킵니다. BMI(체질량지수) 18.5~25kg/㎡ 사이를 유지하는 것이 좋습니다. BMI는 체중(kg)을 키(미터 단위)로 두 번 나눠 계산합니다. 예를 들어 65kg, 170cm일 경우 65kg ÷ 1.7m ÷ 1.7m = 22.5kg/㎡입니다.

어지럼을 악화시키는 음식과 그 특성

"그럼 뭘 먹어야 하나요?"

우선 좋은 단백질을 충분히 섭취하는 것이 중요합니다. 콩과 두부, 현미처럼 식물성 식품은 좋은 단백질 공급원입니다. 특히 고등어나 연어 같은 생선은 단백질 보충뿐만 아니라 오메가-3가 풍부해 혈관 건강에 도움이 되니 주 2~3회 생선 섭취를 권장합니다. 충분한 단백질 섭취에는 달걀이나 닭고기, 오리고기도 훌륭한 재료입니다. 소고기는 안심이나 우둔살을, 돼지고기는 안심 부위를 선택하면 지방 부담이 덜합니다.

비타민과 미네랄의 보충도 필요합니다. 영양제로 먹는 비타민과 미네랄은 생각보다 효과가 크지 않습니다. 최신 연구에 따르면 질병 예방이나 수명 연장에 도움이 되지 않았죠. 비싼 영양제 대신 충분한 햇빛과 신선한 채소, 과일, 잡곡을 통해 영양소를 보충하는 것이 현명합니다.

어지럼에는 물을 충분히 먹는 것이 매우 중요합니다. 하루 8잔, 약 1.5~2리터의 물을 마시는 것이 좋습니다. 저는 진료 중에도 틈틈이 물을 마시는데, 오전과 오후 각각 텀블러 한 잔씩 비우려고 노력합니다.

간혹 '물을 많이 마시면 붓지 않을까?' 하고 걱정하시는 분들이 계시

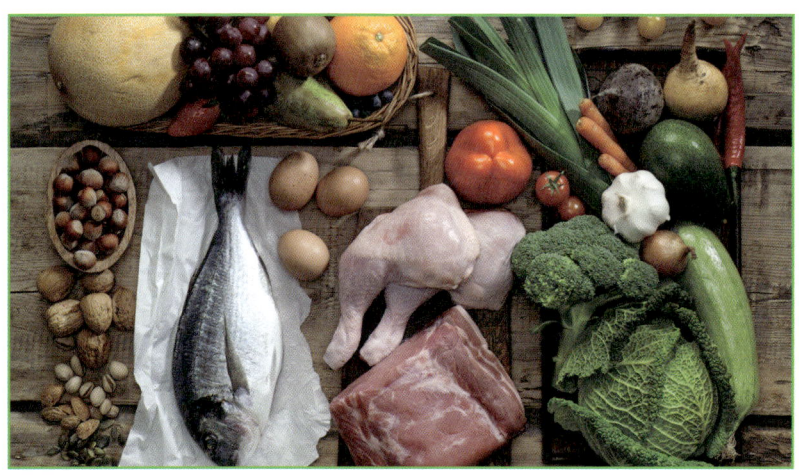

건강한 식사 재료
어지럼 치료를 위해서 건강한 식사를 해야 합니다.

는데요. 오히려 규칙적으로 수분을 섭취하면 부종이 줄어듭니다. 물을 한 번에 많이 마시기보다는 조금씩 자주 마시는 습관을 들이면 좋습니다.

어지럼 개선에 도움이 되는 영양소와 식품

영양 분류	종류	대표 식품	섭취 방법
좋은 탄수화물	복합 탄수화물	현미, 귀리, 통밀, 고구마	매끼 주식으로 활용
	식이섬유*	채소, 과일, 해조류	매끼 2종류 이상
좋은 단백질	저지방 단백질	생선, 달걀, 닭, 오리고기	하루 2회 이상
	식물성 단백질	콩류, 두부, 렌틸콩, 병아리콩	주 3회 이상
건강한 지방	불포화지방산	견과류, 아보카도, 올리브유	매일 1회 이상
	오메가-3	고등어, 연어 등 생선류	주 2~3회
마그네슘	무기질	시금치, 견과류, 아보카도	300~400mg/일
비타민B군	수용성 비타민	현미, 돼지고기, 달걀	B12 : 2.4µg/일
수분	물	생수, 차(카페인 없는)	하루 1.5~2L 이상

식습관 개선은 단순히 어지럼 관리를 넘어 전반적인 건강에도 아주 좋은 습관입니다. 제가 말씀드린 식단을 잘 지키면 어지럼도 좋아지고, 혈압, 혈당, 콜레스테롤 수치도 함께 좋아지는 경험을 하실 수 있을 것입니다. 건강한 식사를 하는 내 모습을 발견하면 기분까지 좋아지니, 마음도 건강해져 스트레스, 불안, 우울감도 많이 줄일 수 있습니다.

건강한 식습관은 그 어떤 것보다 중요한 평생의 자산입니다. 오늘부터 당장 시작해보세요. 작은 변화가 큰 차이를 만듭니다.

---

* 식이섬유는 우리 몸에서 소화, 흡수되지 못하고 배설되는 식물성 탄수화물의 한 종류입니다. 탄수화물 흡수를 방해해 급격한 혈당 상승을 막고, 지방 흡수를 줄여줍니다.

수면 부족이 어지럼을 부른다
- 잠 잘 자는 법

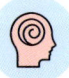

"요즘 잠을 잘 못 자서 너무 힘들어요. 어지러워 제대로 못 자니까 더 어지러워요. 누워 있기가 무서워서 소파에 기대어 자다 보니 온몸이 쑤시네요."

한 50대 여성분의 이야기입니다. 평소 이석증 환자분들을 진료하다 보면 이런 이야기를 정말 많이 듣습니다. 어지러워서 잠을 못 자고, 잠을 못 자니까 더 어지럽고…. 악순환의 연속입니다.

우리 뇌는 잠을 자는 동안 신경세포의 휴식, 뇌 노폐물 배출 및 정리를 합니다. 그러니 잠을 잘 자야 뇌가 정상적으로 기능할 수 있습니다. 잠을 못 자면 평소 아무렇지 않던 가벼운 움직임에도 어지럽고, 평소보다 어지럼이 더 오래가며 심해집니다. 스트레스도 쌓이고 불안감이 커져 어지럼에 악영향을 미치기도 합니다.

조금 더 의학적으로 설명을 해드릴게요. 우리 뇌는 다음의 3가지 단계를 통해 균형을 잡습니다.

① 감각 정보 수집 (전정기관이 머리의 움직임 감지, 눈으로 보고, 발이 바닥을 느끼고, 각 근육의 흔들림과 움직임을 감지해 뇌로 전달)

② 수집된 감각 정보 처리와 판단 (뇌에서 정보를 분석하고 결정하는 것)

③ 근육 움직임 조절 (실제로 몸을 움직여 균형을 잡는 것)

그런데 잠을 못 자면 이 3가지 기능이 모두 영향을 받습니다. 감각 정보가 흐려져 눈으로 보는 시야가 마치 터널처럼 좁아지고, 귀 안쪽 균형감각기관(전정기관)의 정확도가 떨어집니다. 한 연구에서 잠을 못 잔 사람들은 아주 작은 흔들림에도 심하게 어지럽다고 느끼는 것을 확인했습니다.

잠을 못 자면 뇌의 감각 정보 처리 능력이 떨어지고, 뇌인지기능이 떨어집니다. 뇌에서 균형을 담당하는 부위들의 활동이 둔해지고, 근육 조절 또한 부정확해집니다. 마치 술에 취한 사람처럼 근육을 잘 조절하지 못하는 것이죠.

이 모든 것들은 균형감각을 떨어뜨리고 몸을 더 흔들리게 만들거나, 실제로는 흔들리지 않았음에도 흔들리거나 빙빙 도는 어지럼을 더 느끼게 만듭니다.

관련 연구도 많습니다. 잠을 못 자는 경우 어지럼이 1.5~2배가량 많이 생긴다고 합니다. 또한 수면무호흡이 있으면 메니에르병 위험이 2배 증가하고, 양압기로 수면무호흡 치료를 하면 메니에르병 증상이 완화됩니다. 이를 통해 수면의 질 역시 어지럼에 중요하다는 것을 알 수 있습니다.

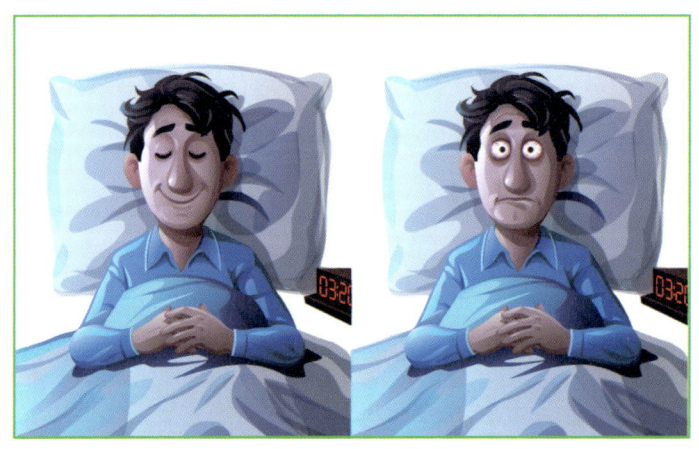

좋은 잠과 나쁜 잠
좋은 잠은 어지럼 치료에 도움이 되지만, 불면증은 어지럼을 유발합니다.

그럼에도 많은 사람은 어지럼과 잠 문제를 별개로 생각해서 어지러울 때의 수면 문제를 가볍게 봅니다. 심지어 어지럼을 치료하는 의사들도 마찬가지입니다. 잠을 잘 못 잔다고 호소하면, 단순히 수면제만 처방하거나 수면 클리닉에 가보라고 건성으로 넘기는 경우가 많아 안타깝습니다.

연구에 따르면, 수면 부족으로 인한 어지럼은 하룻밤 잠을 잘 못 자도 바로 나타날 수 있다고 합니다. 다행히 충분히 자면 이런 문제들은 대부분 해결되지만, 도리어 어지럼 때문에 잠을 잘 못 자기도 합니다.

어지러워서 잠을 못 자기 때문에 어지럼이 더 나빠지니 악순환의 연속입니다. 한 연구에서는 이석증 환자의 75% 이상에서 수면의 질이 떨어지는 결과가 나타났다고 보고했습니다. 이석증 환자 중에는 "누우면 어지러울까 봐 겁이 나요", "혹시나 하는 마음에 뒤척이지도 못하겠어요", "자다가 어지러우면 어쩌나 싶어서 잠이 안 와요"라고 이야기하는 분들이 많습니다. 한 달 넘게 소파에 기대어 앉아서 주무시는 분도 있었습니다. 침대에 눕는 것이 그만큼 무서운 거죠.

많은 경우는 제대로 된 이석 바로잡기 치료를 하지 않아서 어지럼을 느낍니다. 그러니 정확히 진단받고 치료하고, 집에서 스스로 이석 바로잡기 운동을 한다면 누웠을 때 생기는 어지럼도 치료할 수 있습니다. 너무 힘들다면 단기간 약을 복용하는 방법도 있습니다.

1. 이석증 예방을 위한 수면 자세

수면 자세와 이석증은 관련이 많습니다. 연구에 따르면 한쪽으로만 누워 자는 사람은 해당 방향으로 이석증이 잘 생긴다고 합니다. 오른쪽으로 자는 사람 중 84%가 오른쪽 귀에 이석증이 생겼습니다. 떨어져 나온 이석이 중력 때문에 오른쪽 반고리관으로 들어갔던 것입니다. 오른쪽 어깨를 수술한 후 2달 가까이 왼쪽으로 누워 자다가, 왼쪽에 이석증이 생겼던 환자를 본 적이 있습니다. 또 오른쪽에 생긴 이석증 때문에 이석증이 다 나은 후에도 왼쪽으로만 누워 자다가 오히려 왼쪽에 이석증이 재발한 분도 있었습니다.

특히 다음과 같은 경우에는 더 조심해야 합니다.
- 평소 한쪽으로만 자는 습관이 있는 경우
- 이석증이 자주 재발하는 경우
- 목 디스크나 어깨 통증으로 한쪽으로만 눕는 경우

이석증을 예방하기 위한 수면 자세는 다음과 같습니다.

(1) 베개 높이 조절하기

- 잘 때 머리를 높이면 이석증이 덜 생깁니다. 다만, 너무 높으면 경추에 좋지 않습니다.
- 이석증 초기 1~2주는 3-5cm 정도 평소보다 약간 높은 베개를 사용하는 것이 좋습니다. 목에 부담이 갈 수 있어서 이석증이 회복되고 1주 정도 후부터는 다시 원래 높이로 돌아가는 것이 좋습니다.
- 이석증 초기에는 이석증이 생긴 방향으로는 눕지 않아야 합니다. 즉, 반대 방향으로 눕거나, 천장을 보고 바로 눕습니다.

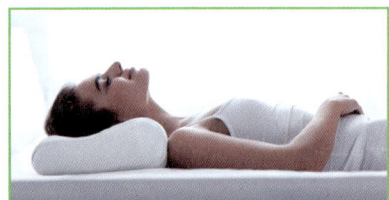

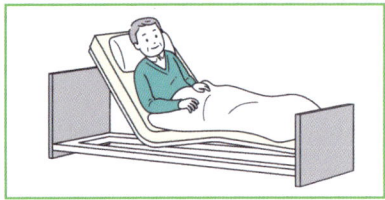

이석증 수면 자세 연구
연구에 따르면 좌측 위 그림처럼 머리끝을 낮춰 잠을 잘 때보다 좌측 아래 그림처럼 머리를 세운 자세로 잠을 잘 경우 난치성 이석증이 더 잘 치료가 됐다고 합니다. 다만 해당 연구에서는 3~6개월 이상 머리를 높인 자세로 잠을 잤는데 실제로는 목 통증 때문에 이를 유지하기 어렵습니다. 그러니 치료가 어렵고, 오래 지속되는 이석증일 경우에만 이를 고려하기를 권합니다. 좌측 위 그림과 같은 목을 받치는 경추베개는 이석증이 나을 때까지는 사용하지 않는 것이 좋습니다.

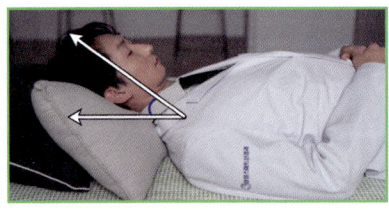

이석증 재발 방지를 위한 베개 높이
이석증 재발 예방에는 높은 베개가 좋습니다. 다만 목이 아플 수 있으니, 이석증 초기에 불편하지 않은 높이의 베개를 사용하세요. 저는 베개 2개를 사용해서 높게 만들었습니다. 중요한 것은 머리끝이 아래로 향하지 않게 하는 것입니다.

(2) 다양한 방향으로 누워보기

- 매일 같은 자세로만 자지 않기
- 침대에서 위치를 바꿔보기 (예 : 배우자의 왼쪽에서 자다가 오른쪽으로 바꾸기)
- 벽을 바라보고 자다가 등지고 자는 식으로 방향 바꾸기

어지럽고 불안하고 가슴이 두근거려서 잠을 못 이루는 분들이 많습니다. 외부 자극이 줄어드니 생각이 많아지고 불안이 올라오거나, 가슴의 두근거림을 잘 느낍니다. 수면 중 어지러웠던 경험이 있다면 자는 환경 자체를 어지러워하거나, 어지럼 재발에 대한 두려움으로 불안해하기도 합니다.

이럴 때는 자기 전 명상이 도움이 됩니다. 침대에 눕기 전 눈을 감고 천천히 심호흡을 해보세요. 천천히 숨을 들이마시고, 내쉬고 3번 반복합니다. 별문제 없었다면 누워서 같은 심호흡을 반복합니다.

불안과 두려움을 잊어버리려고 스마트폰과 함께 눕는 분들도 있지만, 이는 추천하지 않습니다. 잠깐 불안을 잊을 수는 있지만, 내재한 불안을 더 키우는 길입니다. 밝은 스마트폰 빛은 수면 호르몬을 줄여 스트레스 호르몬을 더 많이 분비합니다. 스마트폰의 자극적이고 재미있는 내용 때문에 뇌는 더 흥분하게 됩니다.

자려고 누워서 건강정보를 검색하는 때도 많습니다. 처음에는 별로 신경을 쓰지 않던 어지럼 증상이 유튜브 속 의사의 뇌졸중일 수도 있다는 말에 갑자기 죽을 것처럼 공포스러운 증상으로 바뀝니다. 스마트폰은 거실에서 충전하고 침대에 누우세요. 건강정보를 자꾸 보면 무섭고 겁주는 내용의 영상들만 나의 유튜브 화면을 채웁니다. 다른 새로운 내용의 영상, 즉 즐겁고 재미난 것만 보세요.

이제 잘 자는 방법을 소개해드릴게요. 저는 수면 클리닉을 운영하면서 불면증 치료도 열심히 하고 있는데, 모든 것을 설명하려면 따로 책 한 권을 써야 할 만큼 수면은 중요합니다. 그러나 여기서는 그동안 환자들을 치료하며 가장 확실한 효과를 봤던 핵심 내용만 소개하겠습니다.

2. 잠 잘 자는 핵심 요령

한 40대 직장인은 1년 넘게 수면제를 복용했고, 최근에는 약을 먹어도 잠이 잘 오지 않았습니다. 잠들기 힘들 뿐만 아니라 자다가 자주 깨고, 아침에는 너무 피곤해서 일어나기가 힘들었죠. 기억력도 떨어지고 집중도 잘 안되어 일상생활이 힘들었습니다. 저를 찾아오셨고, 초기 수면제 조절과 여기서 알려드리는 수면 관리 방법을 통해 3개월 만에 수면제도 끊고 잠도 잘 자게 됐습니다.

수면 관리에 중요한 것부터 순서대로 알려드리겠습니다. 1, 2, 3단계를 동시에 실천하면 더 효과가 빠르겠지만, 힘들면 1단계부터 단계적으로 실천하셔도 됩니다.

(1) 일어나는 시간 정하기 – 가장 중요한 첫 단계

잠을 잘 자기 위해 가장 중요한 것은 기상 시간을 고정하는 것입니다. 잠드는 것은 원하는 대로 안 되는 경우가 많습니다. 그러니 먼저 기상시간을 정합니다. 같은 시간에 일어나면 우리 몸의 생체 시계가 안정화됩니다. 주말이나 휴일에도 평일과 비슷한 시간에 일어나면 좋고, 늦게 일어난다면 평일보다 1시간 정도만 늦게 일어나는 것이 좋습니다.

취침 시간은 기상 시간을 기준으로 정하고, 누워 있는 시간은 7~8시간 정도가 좋습니다. 더 길게 누워 있으면 수면의 질이 떨어지고, 불면증이 생길 위험이 올라갑니다. 불면증이 있어서 수면 습관 교정을 해야 한다면 6~7시간 정도로 정하세요. 예를 들어 아침 7시에 일어나기로 했다면, 취침 시간은 밤 11시 30분으로 정하세요. 중요한 것은 정한 취침 시간보다 일찍 자려고 하지 않는 것입니다. 11시 30분 이전에는 절대 눕지 말고, 잠이 잘 오지 않는다면 1~2시에 자도 괜찮습니다. 다만 아침 7시에는 무조건 일어나야 합니다.

(2) 자기 전 루틴 만들기 - 뇌에 잠 신호 보내기

취침 전 루틴은 뇌에 '이제 잘 시간'이라는 신호를 보내는 중요한 과정입니다. 가장 중요한 것은 빛 관리입니다. 취침 2시간 전부터는 밝은 빛을 피해 간접등이나 주황색 조명을 켜두세요. 특히 스마트폰은 침실에 절대 가져가지 않습니다. 스마트폰보다는 TV가 낫고, TV보다는 책이나 신문이 좋습니다.

매일 같은 행동을 반복하면 뇌는 잘 시간을 더 쉽게 알아차립니다. 가벼운 스트레칭을 하거나, 책을 읽거나, 뜨겁지 않은 물로 샤워하는 것이 좋습니다. 일기를 쓰거나 명상하는 것도 도움이 됩니다. 이러한 루틴을 매일 30분에서 1시간 정도 반복하면, 뇌가 자연스럽게 수면 모드로 전환됩니다.

(3) 낮 시간 관리 - 잠의 질을 결정

낮 시간의 활동은 밤잠의 질을 결정합니다. 매일 30분 이상 적당한 운동을 하세요. 너무 격할 필요는 없습니다. 숨이 약간 차고 땀이 날 정도면 충분합니다. 다만 저녁 운동은 취침 4시간 전에는 마무리해야 합니다.

햇빛을 충분히 보는 것도 매우 중요합니다. 아침에 햇빛을 보면 우리 몸의 생체 시계가 제대로 맞춰집니다. 낮에 충분한 빛을 받으면 밤에 수면 호르몬이 더 잘 분비됩니다. 실내등은 아무리 밝아도 충분하지 않습니다. 최소 1,000럭스(lux) 이상의 강한 빛이 좋은데, 실내등은 보통 300~500럭스 정도입니다. 햇빛은 흐린 날에는 2,000럭스 정도이고, 밝은 날은 10,000럭스 이상입니다. 그러니 실내에만 있지 말고 가능한 한 자주 밖으로 나가세요.

낮잠은 오후 1시 이전에 20분 이내로만, 커피는 오전에만 마시는 것이 좋습니다. 특히 불필요하게 누워 있는 시간을 줄이는 것이 매우 중요합니다. 나는 안 자고 누워 있다고 생각하지만, 우리 몸과 뇌는 낮잠을 잤다고 생각합니다.

이 방법들은 단순해 보이지만, 너무 중요한 원칙들입니다. 생활 수칙을 잘 지킨 환자들은 대부분 2~3개월 안에 불면증이 좋아지기 시작했습니다. 물론 개인차가 있을 수 있지만, 꾸준히 실천한다면 분명 좋은 결과를 얻을 수 있습니다. 일어나는 시간 정하기, 잠자기 전 루틴 만들기, 낮 시간 활동 늘리기, 이 3가지만 잘 지켜도 잠이 좋아집니다.

잠을 못 자는 것에 대한 걱정과 불안을 내려놓으세요. 오히려 그런 걱정이 불면증과 어지럼을 악화시킵니다. 대신 앞선 생활 수칙들을 얼마나 잘 지키고 있는지를 체크하세요. 분명 좋은 결과를 경험하실 수 있을 것입니다.

행복한 뇌가
어지럼을 치유한다

　몸과 마음은 분리할 수 없습니다. 스트레스를 받고 마음이 불안하면 신체도 나빠지고, 어지럼이 더욱 심해집니다. 마음이라고 표현하지만, 단순히 불안한 마음이 아닙니다. 불안이 뇌신경과 신경전달물질의 나쁜 변화를 유발하거나, 신경의 문제로 불안감이 생기는 것입니다. '스트레스를 안 받고 불안한 생각을 안 하면 되는 거 아니야?'라고 생각하는 분도 있을 텐데 우리의 뇌와 신경은 그리 단순하지 않습니다.

　그러니 뇌 건강도 관리를 해야 하고, 그래야 어지럼이 좋아질 수 있습니다. 저는 신경과 의사로 뇌 과학에 관심이 많습니다. 이와 관련해 뇌 건강 관리의 핵심을 ① 나쁜 스트레스 줄이기, ② 좋은 호르몬 늘리기, ③ 자율신경계 안정화, ④ 전전두엽 기능 강화 4가지 목표로 나눠 설명하겠습니다.

　4가지 목표는 모두 서로 밀접하게 연관이 되어 있습니다. 예를 들어, 스트레스를 줄이면, 좋은 호르몬이 늘어나고, 자율신경계는 안정화됩니다. 전두엽을 활성화하면 자율신경계가 안정화되고, 스트레스에 대한 저항력이 향상됩니다. 좋은 호르몬이 늘어나면, 나머지 세 영역 모두 좋아집니다. 4가지 모두를 동시에 달성하려 하다가 정작 하나도 제대로 못 할 수 있으니 쉽게 실천할 수 있는 것부터 시작해보세요.

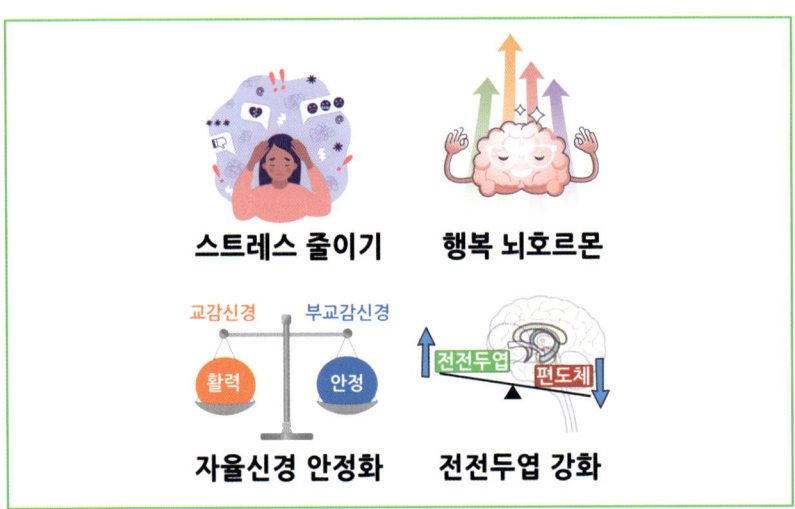

핵심 뇌 관리 목표

어지럼을 치료할 때 처음부터 하나도 어지럽지 않게 만든다는 거창한 목표를 세우지는 않습니다. 어지럼 회복기에는 어지럼이 완전히 없어진다기보다는 전에는 컨디션이 아주 좋아야지만 어지럼을 느끼지 않는데, 이제는 대부분 시간 동안 어지럼을 느끼지 않는 상태로 만드는 것이 목표입니다. 컨디션이 아주 안 좋은 시기에만 어지럼을 느끼게 되는 것입니다.

제가 꼭 말씀드리고 싶은 것은 **가끔씩 어지럼을 느낀다고 해서 큰 문제가 있는 상태가 아니라는 것**입니다. 어지럼을 느끼는 시간이 줄어들고, 어지럼을 잊고 지내는 시간이 많아지면 좋아지고 있는 것입니다. 좋아지다가도 한 번씩 느끼는 어지럼에 '다시 재발한 것 아닐까?', '이대로 예전처럼 돌아가면 어떡하지?'라고 심한 불안을 느끼는 분들이 있습니다. 좋은 날도 있고 나쁜 날도 있지만, 전체적으로 좋은 날이 늘어나면 잘 회복되고 있는 것이고, 지금의 어지럼도 지나갈 것이라는 긍정적인 생각을 꼭 하면 좋겠습니다.

1. 나쁜 스트레스가 어지럼을 부른다

"6개월 전 심한 어지럼으로 고생했는데, 이석증 치료를 받고 나았어요. 그런데 요즘 회사 일이 너무 많아지면서 어지럼이 다시 시작됐어요. 이번에는 이석증 검사를 했는데 정상이래요. 그런데도 어지러워요. 특히 피곤하거나 스트레스를 받을 때 더 심해져요."

한 30대 직장인이 진료실을 찾아 이야기한 증상인데, 많은 분이 비슷한 경험을 합니다. 스트레스는 이석증, 메니에르병, 신경혈관성 어지럼 등을 일으키는 주요 원인이며, 어떤 어지럼이든 더 악화시키는 나쁜 요인이기 때문입니다.

스트레스를 받으면 우리 몸에서는 2가지 주요 반응이 나타나는데 스트레스 호르몬인 코티솔이 분비되고, 교감신경이 과활성화됩니다. 2가지 모두 위험 상황에서는 도망을 갈 수 있게 에너지를 만들어주는 좋은 역할을 합니다. 길지 않은 적정 수준의 스트레스는 몸과 신경계에 긍정적인 영향을 줍니다. 하지만 장기간 높은 상태로 유지되면 문제가 생깁니다. 혈관을 수축시켜 뇌로 가는 혈류를 감소시키고, 근육을 긴장시켜 목과 어깨를 뭉치게 만들죠. 전정기관을 예민하게 만들고 불면증을 유발합니다. 그리고 이런 과정을 통해 어지럼은 나빠집니다.

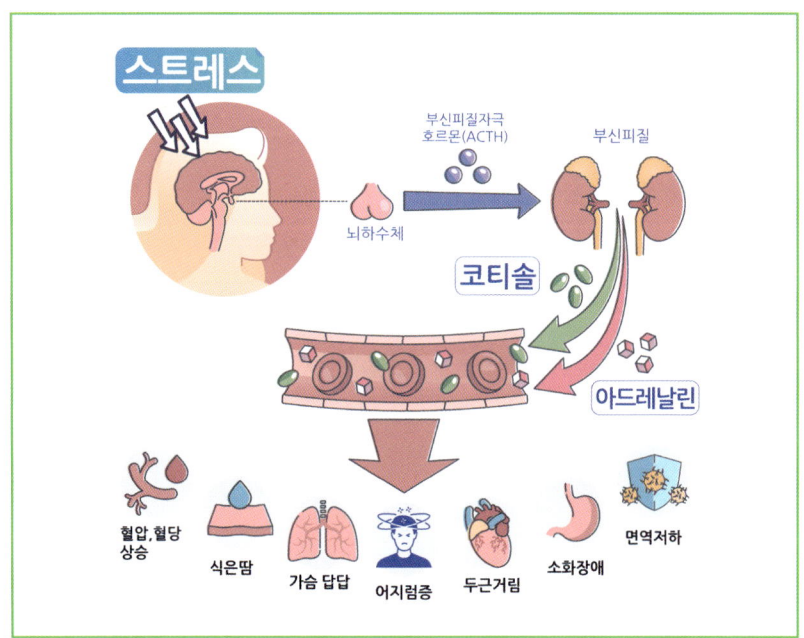

스트레스의 나쁜 영향
스트레스를 받으면 스트레스 호르몬인 코티솔과 아드레날린이 증가하면서 혈압, 혈당이 오르고 덥지 않은데도 땀이 납니다. 숨이 차고 가슴이 답답해지고, 심장이 두근거리고 소화가 잘 되지 않습니다. 그리고 어지럼증도 잘 생깁니다. 장기적으로 스트레스를 받으면 면역력이 떨어지고 자율신경장애가 올 수 있습니다.

여러 연구에서 스트레스 관리가 잘되는 환자들이 어지럼에서 더 빨리 회복된다고 밝혀졌습니다. 어지럼 치료에서 약물 치료나 운동 치료도 중요하지만, 마음 관리도 그만큼 중요한 이유입니다.

스트레스가 쌓일 때마다 힘들어하기보다는, 잠시 멈춰서 내 마음의 소리에 귀 기울여보세요. "지금 내가 왜 이렇게 힘들지?" 하고 스스로에게 물어보는 것만으로도 스트레스를 줄일 수 있습니다. 그 생각을 글로 써보면 더욱 좋습니다. 나의 스트레스 요인, 불안한 마음을 글로 적는 것만으로도 스트레스를 줄이고, 불안을 개선할 수 있다는 연구 결과도 있습니다.

아쉽게도 많은 스트레스 요인은 내 마음대로 피할 수 없습니다. 그래서 마음대로 안 되는 스트레스 원인에 대한 집착을 버리고, 내가 할 수 있는 일에 집중하라고 이야기합니다. 보기 싫은 직장 동료를 피할 수는 없지만, 나를 위한 식사를 하고, 운동을 하며, 재미있는 취미 활동은 할 수 있습니다.

약물이나 병원 치료도 중요하지만, 스트레스 관리야말로 근본적인 해결책이 될 수 있습니다. 스트레스를 잘 관리하면 어지럼도 자연스럽게 개선되는 것을 경험하게 될 것입니다.

2. 행복 호르몬이 어지럼을 잡는다

우울하고 불안한 마음은 어지럼을 악화시킵니다. 반대로 즐겁고 행복한 마음은 어지럼을 줄이는 데 도움이 됩니다. 우리 뇌에는 4가지 주요 행복 뇌호르몬(신경전달물질)이 있습니다. 기분을 안정시키는 세로토닌은 평온하고 안정된 감정을 유지하게 해주며, 잠을 잘 자게 해주고 불안감을 줄여줍니다. 의욕과 보상을 담당하는 도파민은 즐거움과 성취감을 제공하고, 집중력을 올려줍니다. 천연 진통제인 엔돌핀은 통증을 줄이고, 스트레스를 해소하며 긍정적인 감정을 유발합니다. 사랑과 신뢰의 뇌호르몬인 옥시토신은 대인관계를 개선하고, 불안감을 줄이며 안정감을 제공합니다.

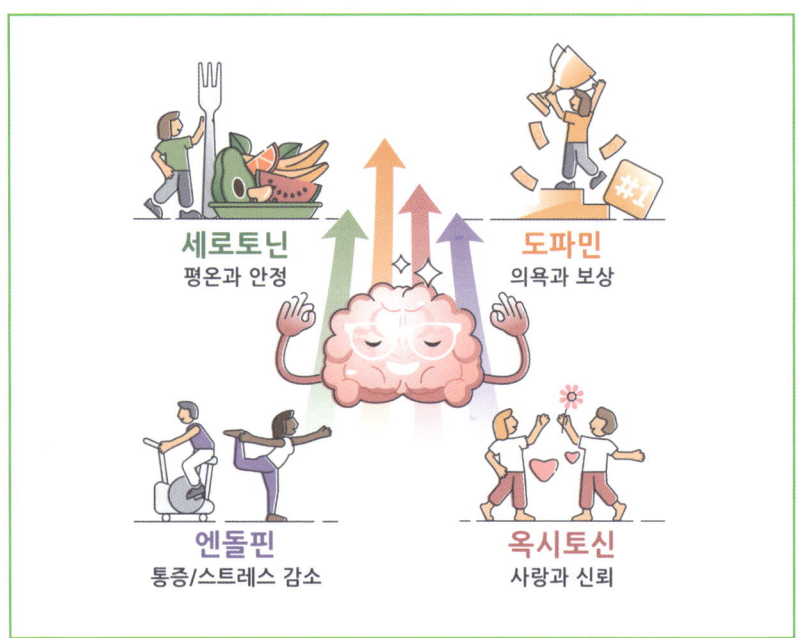

4가지 행복 뇌호르몬
행복 뇌호르몬(신경전달물질)인 세로토닌, 도파민, 엔돌핀, 옥시토신을 올려주면 어지럼이 줄어들고 뇌 건강을 지킬 수 있습니다.

　이러한 뇌호르몬은 뇌로 가는 혈류를 개선하고 근육의 긴장을 풀어주며, 몸속 염증 물질을 감소시킵니다. 면역력을 높이고 수면의 질도 개선해줍니다. 이런 긍정적인 변화들이 모여 어지럼 증상을 완화하는 데 도움을 줍니다.

　행복 호르몬을 늘리는 데 가장 중요한 요소는 주위 사람들과의 '친밀한 인간관계(close relationship)'입니다. 하버드 대학교에서 700여 명의 건강 상태를 무려 85년간 추적한 연구에서 부, 직업, 교육상태, 명예 등 보다 건강과 뇌에 훨씬 중요한 요소는 '친밀한 인간관계'임이 밝혀졌습니다. 그 수가 많을 필요도 없습니다. 단 몇 명뿐이어도 충분합니다. 가까운 가족, 친구, 동료와 꾸준히 안부를 나누고 대화하면 됩니다. 반면 외로움은 담배나 술 중독만큼 나빴으니 귀찮아하지 말고, 거절에 대한 두려움을 없애고 사람들과 교류하세요.

음식으로도 행복 호르몬을 늘릴 수 있습니다. 규칙적인 식사를 하는 것만으로도 효과가 있습니다. 그리고 대충 때우는 식사가 아니라 하루 한 끼라도 나를 위한 식사를 해보세요. 앞서 말씀드린 건강한 식사면 더 좋습니다. 많은 분이 가족을 위한 식사는 잘 챙기면서, 정작 본인을 위한 식사를 챙기지 못하는 모습을 보면 안타깝습니다. 나를 위한 한 끼에서 오는 만족감과 행복감이 좋은 호르몬을 늘리는 데 큰 도움이 됩니다. 매일 30분 정도의 걷기나 가벼운 스트레칭도 꼭 필요합니다. 햇볕을 15분 이상 쬐는 것도 좋은 방법입니다. 아침이나 점심시간에 잠깐 산책을 해도 좋습니다.

좋아하는 것을 찾아 즐기는 취미생활도 좋습니다. 무엇이든 좋으니 내가 좋아하는 것을 찾아보세요. 최근에 한 할머니는 좋아하는 트로트 가수가 생겨 그에 관한 영상을 찾아보고, 알아보며, 노래를 듣고, 관련해서 다른 분들과 대화를 나누는 것만으로도 큰 행복감을 느끼고 있었습니다.

개인적으로는 책 읽는 것이 많은 도움이 됐습니다. 처음 책을 펴는 데까지는 꽤 큰 의지가 필요하지만, 지적 욕구가 충족되는 즐거움도 있고, 정신적으로 많은 위안을 받기도 합니다. 책을 통해 나에 대해서도 더 잘 이해할 수 있습니다.

3. 자율신경계 안정화로 어지럼 다스리기

어지럼을 겪는 이들 중에는 불안, 소화장애, 불면증, 잦은 소변, 호흡곤란, 가슴 답답함, 식은땀, 수족냉증 등의 증상으로 고생하는 분이 많습니다. 이런 증상은 자율신경계 조절 장애 때문에 생깁니다.

자율신경은 교감신경과 부교감 신경으로 나뉩니다. 교감신경은 긴장 상태에서 활성화되어 심장 박동을 빠르게 하고 혈압을 올립니다. 반면 부교감 신경은 휴식할 때 활성화되어 몸을 이완시키고 회복하게 합니다.

자율신경계는 우리 몸의 자동 조절 시스템입니다. 심장 박동, 혈압, 호흡, 소화 등 생명 유지에 필요한 기능들은 우리 마음대로 조절되지 않습니다. 그랬다가는 잠을 자는 동안에 심장이 멈추고 말 것입니다. 이러한 장기들은 우리가 잠을 자든, 일을 하든, 운전하든 항상 상황에 맞춰 알아서 조절됩니다. 식사를 하면 부교감 신경이 활성화되어 위장이 활발히 움직이면서 소화가 되고, 무서운 동물을 만나 도망칠 때는 교감신경이 활성화되어 심장이 빨리 뛰지만, 위장의 기능은 떨어집니다. 추우면 땀 분비가 줄어 체온을 보호하고, 더울 때는 땀이 많이 나 체온이 너무 오르지 않게 막아줍니다.

이러한 자율신경계의 조절 장애가 생기는 경우는 현대사회에서 꽤 흔합니다. 주로 스트레스, 수면 부족, 과로, 피로, 과도한 걱정, 술, 커피 등으로 인해 자율신경계 조절 기능에 문제가 생기죠. 교감신경이 활성화되면서 위험한 상황이 아닌데도 사자한테 쫓길 때 나타나는 반응인 두근거림, 불안감, 소화장애, 식은땀 등의 증상이 나타납니다.

이는 어지럼하고도 밀접한 관련이 있습니다. 어지럼이 반복될 때마다 우리 뇌는 큰 위험을 느낍니다. 마치 사자한테 쫓기듯 깜짝 놀라서 교감

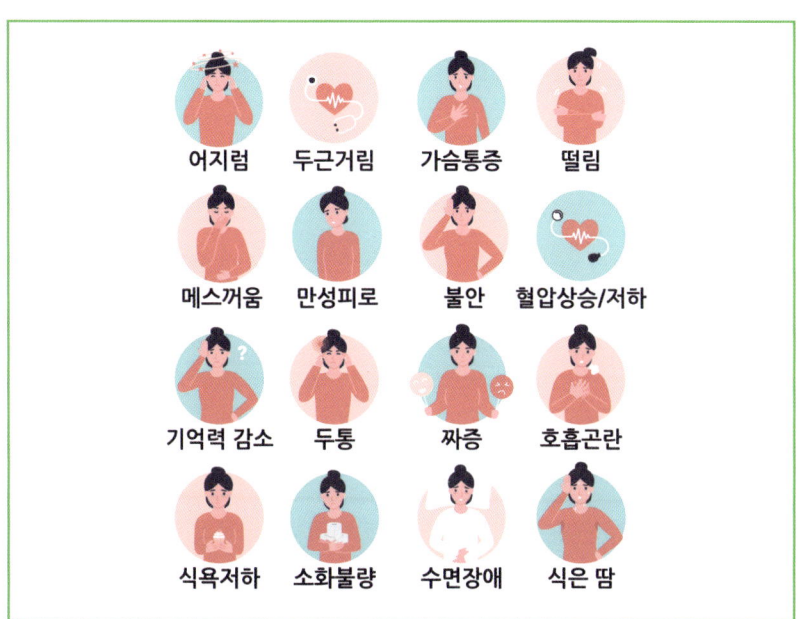

자율신경장애로 생길 수 있는 다양한 증상

신경이 활성화되니 조그마한 흔들림에도 교감신경이 작동합니다. 불안한 상황이 아닌데도 심장이 두근거립니다. 부교감신경이 활동을 하지 않아 소화가 안 되거나, 잠을 자야 하는데 두근거려 잠을 이루기가 힘듭니다. 즉, 어지럼이 자율신경장애를 유발합니다.

반대로 자율신경장애는 어지럼을 일으킵니다. 혈액순환장애로 인해 뇌로 가는 혈류가 줄어 어지럼을 유발하기도 하고, 불안을 일으켜 어지럼을 유발하기도 합니다. 서로가 서로를 악화시키는 관계이다 보니 자율신경 기능을 안정화하는 것이 어지럼, 특히 만성 어지럼을 치유하는 주요 방법입니다.

자율신경계 안정화의 시작은 규칙적인 생활입니다. 예상치 못한 상황

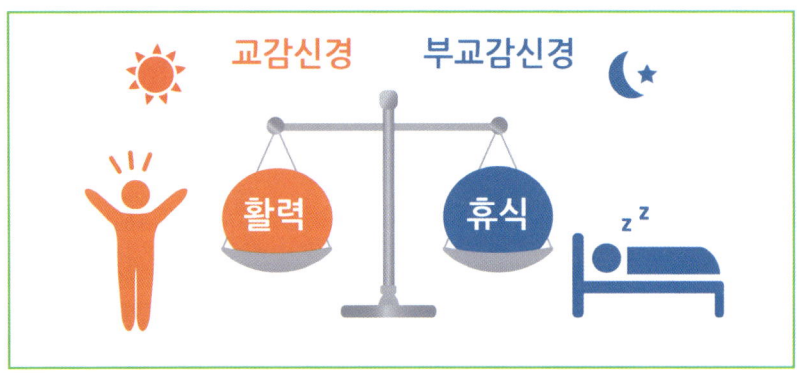

자율신경 균형
자율신경이 안정되어야 활력과 안정을 느낄 수 있습니다.

이 반복되면 교감신경이 경계 태세에 들어갑니다. 아침 식사는 꼭 하고, 저녁은 가볍게 먹는 것이 좋으며, 잠자기 3시간 전부터는 음식을 먹지 않아야 합니다. 카페인은 오후 2시 이후로는 피하세요. 앞서 말씀드린 수칙을 잘 지켜 좋은 잠을 자기 위해 노력해보세요.

천천히 하는 호흡이 자율신경 조절에 큰 도움이 됩니다. 코로 천천히 숨을 들이마시고 입으로 길게 내쉬는 깊은 호흡을 하면 부교감신경이 활성화됩니다. 아침에 일어나서, 업무 중 휴식 시간에, 잠들기 전에 각각 5분씩 깊은 호흡을 해보세요. 처음에는 어색할 수 있지만, 곧 자연스러워집니다.

운동을 하는 동안 교감신경이 건강하게 활성화됩니다. 어지럼이나 불안으로 활성화된 교감신경은 자꾸 문제를 일으키지만, 운동으로 활성화된 교감신경은 신경계를 더 건강하게 만들어줍니다. 앞 장에서 말씀드린 다양한 운동을 해보세요. 자율신경계를 위해서는 정적인 운동보다는 활발한 운동이 더 좋습니다.

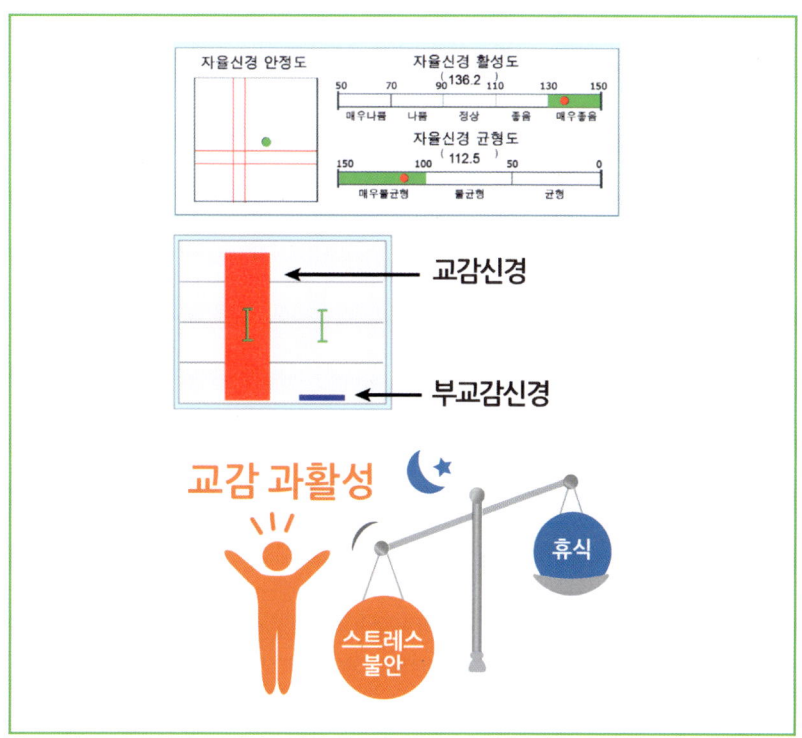

교감신경 과활성
교감신경이 과하게 올라간 사람의 자율신경 검사 결과입니다. 어지럼증, 불면증, 두근거림, 불안, 기억력 저하 등의 증상을 겪고 있었습니다.

4. 전두엽 활성화로 어지럼 극복하기

자율신경과 밀접하게 연관되어 있는 뇌 영역이 바로 전두엽(정확히는 전두엽의 일부분인 전전두엽(Prefrontal cortex)입니다만, 이 책에서는 편의상 전두엽으로 통칭합니다)입니다. 전두엽은 우리 뇌의 지휘자입니다. 이성적인 뇌의 가장 중요한 영역이라고 생각하면 됩니다. 하기 싫은 일을 하게 하고, 본능적인 욕구와 충동을 억제하고, 목표를 향해 일을 순서대로 계획하고 잘 이루어지는지 모니터링합니다.

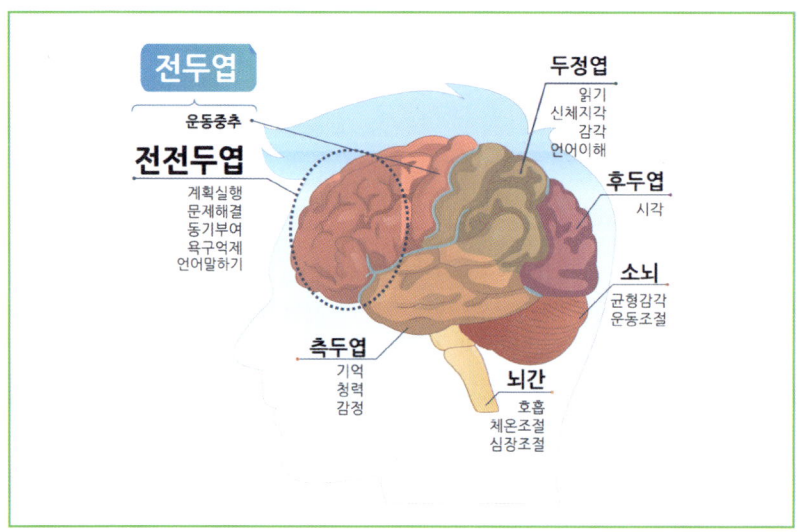

뇌 영역별 기능

전전두엽은 전두엽의 한 부분입니다. 우리 뇌에서 가장 큰 영역을 차지하는 전두엽에는 전전두엽과 운동중추가 속해 있습니다. 앞쪽 뇌인 전두엽 중에서도 앞쪽 뇌라는 뜻 '前(전)'의 전두엽은 사람을 사람답게 만드는 여러 고위 기능을 수행합니다. 반면에 후두엽, 두정엽, 측두엽 등 뒤쪽 뇌는 시각, 청각, 촉각 등 좀 더 본능적인 기능을 담당합니다.

우리 뇌 영역 중에서 변연계, 그중에서도 편도체라는 부분이 있습니다. 위험을 빨리 감지해서 종을 울리는 역할을 합니다. 예를 들어 길을 가다 뱀을 만나면, 모양이나 움직임을 찬찬히 살펴보지 않아도 온몸에 소름이 돋고 몸이 긴장합니다. 도망칠 준비를 하는 거죠.

이러한 반응을 조절하는 중추인 편도체는 교감신경을 활성화합니다. 원시시대라면 우리 생명을 지켜주는 이 편도체가 정말 필수입니다. 하지만 현대사회에서는 다릅니다. 오히려 과민한 편도체 때문에 문제가 생깁니다. 이런 편도체가 너무 과하게 활동하는 것을 막아주는 것은 전두엽입니다. 전두엽 기능이 떨어지면 편도체가 너무 자주 흥분해 교감신경이 활성화되어 불안, 어지럼, 두근거림, 불면증을 느끼게 됩니다.

반대로 전두엽이 잘 작동하면 어지럼 증상에 지나치게 집중하지 않고, 일상생활을 잘할 수 있습니다.

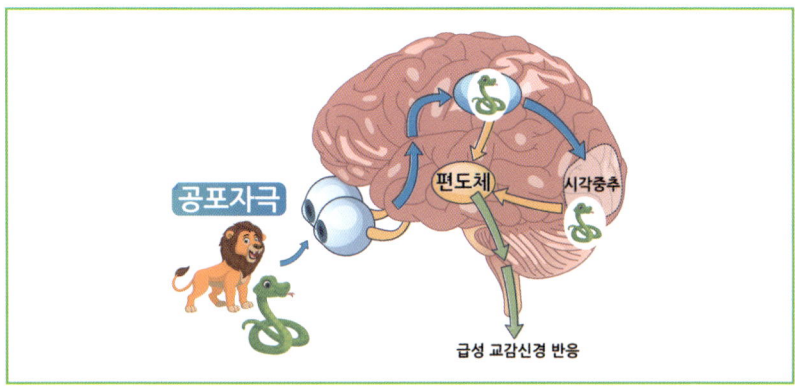

편도체 기능
무서운 것을 보면 편도체가 재빨리 반응해 우리 몸을 보호합니다. 뱀을 발견하면 자세히 모양을 살피기 전에 동공이 확장되고, 온몸이 찌릿하게 소름이 돋고, 가슴이 두근거리기 시작합니다. 뇌 전체가 분석하기 전에 도망갈 준비를 먼저 하게 되는 것입니다.

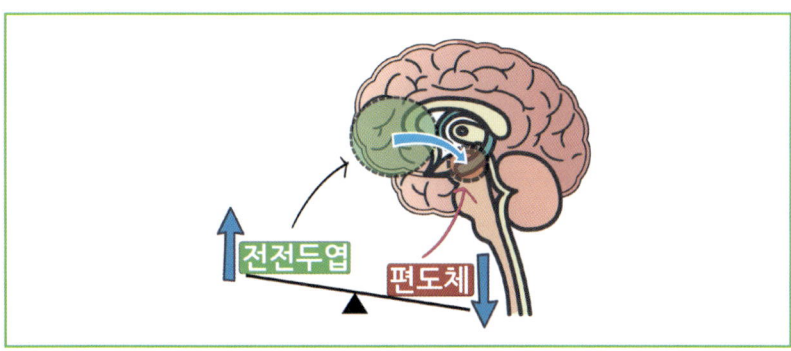

전두엽과 편도체
전두엽과 편도체는 시소 놀이를 하는 관계입니다. 편도체가 너무 과활성되면 전두엽 기능이 떨어집니다. 각종 스트레스, 운동 부족, 수면 부족, 불규칙한 생활 습관 등으로 현대인들은 전두엽 기능이 떨어지기 쉽습니다. 전두엽 기능을 강화하면 편도체를 적절히 억제할 수 있으니, 어지럼뿐만 아니라 각종 불편감을 해결할 수 있습니다.

현대인들은 다양한 이유로 전두엽 기능이 떨어집니다. 과도한 스마트폰 사용으로 주의력이 분산되고, 빠르고 자극적인 내용에 익숙해져 인내심이 부족해집니다. 수면 부족과 운동 부족 역시 악영향을 미칩니다. 어느 정도의 스트레스는 전두엽이 막아줄 수 있으나, 강하게 오래 지속되면 전두엽의 기능이 떨어지면서, 불안과 걱정이 증가하는 악순환이 발생합니다.

전두엽을 활성화하기 위해 ① 쉬운 목표를 세워 달성하기, ② 책 읽기, ③ 명상 3가지를 추천합니다.

첫 번째, 달성하기 쉬운 목표부터 세우고 실천해보세요. 예를 들어 '아침에 물 한 잔 마시기', '이불 개기', '스쾃 5개 하기'처럼 아주 쉬운 목표를 세웁니다. 작은 목표라도 달성하면 뇌는 성취감을 느끼고 전두엽 기능이 강화됩니다. 작은 목표로 부족하면 조금 더 어려운 습관을 만드는 것도 좋습니다. 매일 30분 걷기, 일주일에 2번은 대중교통으로 출근하기, 점심시간에 10분 산책하기 등이 될 수 있습니다. 별것 아닌 것 같아도, 매일매일 반복되면 전두엽이 활성화되면서 과민해진 편도체도 점점 안정화됩니다.

두 번째, 책 읽기는 전두엽 활성화의 가장 효과적인 방법입니다. 처음부터 어려운 책을 고르지 마세요. 가벼운 에세이나 소설처럼 부담 없는 책으로 시작합니다. 하루 한 페이지, 5분 독서와 같이 작은 목표로 시작하세요. 책을 자주 읽으려면 책을 늘 가까이 두는 것이 좋습니다. 심심할 때 무의식적으로 바로 근처에 있는 스마트폰에 손이 가듯 책에도 손이 갈 수 있게 해주세요. 독서 습관이 자리 잡으면 자연스럽게 독서량이 늘어나고 전두엽도 함께 발달합니다.

세 번째, 명상 역시 전두엽 활성화에 매우 효과가 좋습니다. 이에 관해서는 다음에 이야기할 '어지럼 치료를 위한 뇌 훈련'에서 자세히 설명해드릴게요.

　전두엽을 통해 어지럼 자체가 줄어들 뿐만 아니라, 어지럼이 있더라도 그것을 잘 다루며 살아갈 수 있는 능력이 생깁니다. 집중력이 좋아지고, 감정 조절이 수월해지며, 의사결정 능력도 향상됩니다. 무엇보다 작은 습관의 성공 경험이 쌓이면서 자신감도 함께 커집니다.

구분	스트레스 관리	행복 호르몬	자율신경계 안정화	전두엽 활성화
원리	스트레스에 대한 과도한 호르몬과 신경 반응 억제, 근육 이완	세로토닌, 도파민, 엔도르핀, 옥시토신 증가	교감-부교감 신경 균형	감각 정보 조절, 불필요 자극 무시
주요 증상	불면, 식욕 변화, 두통, 어지럼, 근육 긴장, 염증 등	우울감, 의욕 저하, 불안	심장 두근거림, 소화 불량, 불안, 어지럼	집중력 저하, 판단력 감소, 교감 과항진
개선 방법	규칙적 호흡, 가벼운 운동	햇빛, 운동, 즐거운 교류	깊은 호흡, 규칙적 생활	독서, 새로운 취미, 명상

　오래 지속되거나 반복되는 어지럼은 단순히 귀나 뇌의 단일 문제가 아닙니다. 우리의 감정, 생활 습관, 그리고 스트레스가 모두 연결되어 있는 복합적인 증상입니다. 약물이나 이석 치료만으로는 부족할 수 있습니다.
　진정한 치료는 뇌를 행복하게 만드는 것에서 시작됩니다. 스트레스를 줄이고, 행복 호르몬을 늘리며, 자율신경계를 안정화하고, 전두엽을 활성화하는 노력이 필요합니다. 이는 하루아침에 이루어지지 않습니다.

작은 실천들이 모여 큰 변화를 만듭니다.

　오늘부터 작은 것 하나라도 진짜 실천해보세요. 아침에 일어나 잠깐의 스트레칭, 점심시간의 짧은 산책, 저녁의 가벼운 독서 등 작은 습관들이 쌓여 어느새 어지럼에서 벗어나 있는 자신을 발견하게 될 것입니다. 행복한 뇌는 건강한 몸을 만듭니다.

어지럼 치료를 위한 뇌 훈련
- 호흡법과 명상

명상이 어지럼에 좋은 이유

저는 17년간 수많은 어지럼 환자를 진료하면서 어지럼 자체보다 어지러울까 봐 느끼는 두려움에 더 큰 고통을 받는 분들을 많이 만났습니다. 특히 이석증을 겪었던 분들은 재발에 대한 두려움으로 일상생활이 어려워지는 경우가 많은데, 이럴 때 깊은 호흡과 명상은 꽤 좋은 효과를 보여줍니다. 명상은 단순히 마음을 편안하게 하는 것을 넘어서, 교감신경의 과도한 활동 억제, 심장박동 안정화, 우리 몸의 긴장을 풀어주고 자율신경계의 균형을 잡아주는 자연스러운 치료법입니다.

환자 중 명상으로 어지럼을 치료했던 분이 있습니다. 2년 동안 만성 어지럼으로 고생하셨는데 약물 치료를 받으면서도 잘 나아지지 않던 증상이 매일 10분씩 하는 짧은 명상을 시작하고 꽤 좋아졌습니다. 3개월 후 어지럼의 횟수가 눈에 띄게 줄었고, 강도도 많이 약해졌습니다. 어지럼에 대한 불안감이 줄어든 것이 큰 도움이 됐습니다.

호흡법과 명상이 어지럼에 도움이 된다는 것은 과학적으로도 증명됐습니다. 스트레스 호르몬인 코티솔 수치를 낮추고, 긴장된 근육을 이완

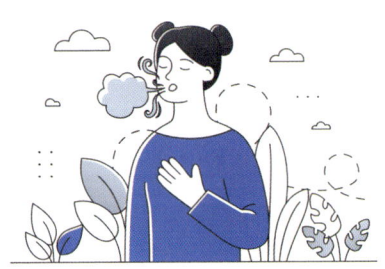
갑자기 어지러울 때 호흡에 집중해보세요.

시킵니다. 특히 목과 어깨의 긴장이 풀리면서 어지럼이 좋아지고, 두통도 좋아집니다. 더불어 불안과 걱정이 줄어들면서 자연스럽게 어지럼의 빈도와 강도도 감소하게 됩니다.

많은 연구가 명상이 뇌의 스트레스 반응을 낮추고, 전두엽을 활성화하는 것을 보여줍니다. 자율신경 검사에서 흔히 활용하는 심박 변이도가 개선되는 것도 확인됩니다. 다만, 명상은 기존의 치료를 대체하는 것이 아닌 보완하는 방법이라는 점을 꼭 기억하시길 바랍니다. 약물 치료나 운동 치료와 함께할 때 가장 좋은 효과를 볼 수 있습니다.

급성 어지럼 완화 호흡법

갑자기 찾아오는 어지럼은 누구에게나 힘듭니다. 저는 이석증을 두 번 겪었던 경험이 있어서 그 불안한 마음을 잘 압니다. 하지만 이럴 때일수록 침착하게 대처하는 것이 중요합니다. 여기서 소개해드릴 2가지 호흡법은 급성 어지럼이 찾아왔을 때 바로 활용할 수 있는 응급처치와 같습니다. 첫 번째 호흡은 기본 호흡법이고, 두 번째 호흡은 앤드류 웨일(Andrew Weil) 박사가 제안한 4-7-8 호흡법으로 연구에서 스트레스와 불안을 낮추는 효과가 밝혀졌습니다.

기본 안정화 호흡법

불안과 어지럼을 함께 진정시키는 간단한 호흡법입니다.

준비 자세
- 안전한 곳에 편하게 앉거나 눕습니다.
- 눈을 감거나 한 점을 응시합니다.
- 한 손을 배 위에 올려놓습니다.

호흡 단계
1. 코로 천천히 4초간 숨을 들이마십니다.
2. 2초간 숨을 참습니다(생략 가능).
3. 입으로 6초간 천천히 숨을 내쉽니다.
4. 이 과정을 5-10회 반복합니다.

4-7-8 진정 호흡법

불안과 긴장을 빠르게 해소하는 데 도움이 되는 조금 더 어려운 호흡법입니다. 어렵다고 더 좋은 호흡법은 아니니 본인에게 맞는 방법을 선택하세요.

준비 자세
- 편안한 자세로 앉거나 섭니다.
- 혀끝을 윗니 뒤 입천장에 가볍게 붙입니다.
- 어깨와 목의 긴장을 풀어줍니다.

호흡 단계
1. 입을 다물고 4박자를 세면서 코로 조용히 숨을 들이마십니다.
2. 7박자 동안 숨을 참습니다.
3. 입을 오므리고 8박자 동안 '후' 하고 숨을 내쉽니다. 이때 의식적으로 내

쉬는 소리를 내도록 합니다.
4. 이것을 1회로 해서 4회 반복합니다.

- 1박자는 1초가 아닙니다. 짧아도 되고 길어도 됩니다. 편한 속도로 하세요. 예를 들어 2초간 들이마시고, 3~4초간 멈추고, 4초간 내쉬어도 됩니다.
- 중요한 것은 내쉬는 것을 2배 더 길게 하는 것, 그리고 입을 오므려 '후' 소리를 내면서 내쉬는 것입니다.

최근 연구에 따르면, 깊은 호흡은 미주신경을 자극해 우리 몸을 이완시킵니다. 특히 어지럼으로 불안감이 높아질 때, 혈압과 심장 박동을 안정시켜 어지럼 관련 신체 반응을 줄이는 데 매우 효과적입니다.

이 호흡법들을 평소에도 연습해두면 좋습니다. 마치 소방 훈련처럼, 실제 상황에서 당황하지 않고 활용할 수 있게 해주기 때문입니다.

어지럼 환자를 위한 마음 챙김 명상

마음 챙김 명상은 복잡한 것이 아닙니다. 지금 이 순간에 집중하며, 떠오르는 생각과 감정을 판단하지 않고 바라보는 것입니다. 제가 특히 좋아하는 명상법으로 어지럼이 있는 분들에게 증상에 대한 과도한 걱정과 불안에서 벗어나는 좋은 도구가 됩니다.

마음 챙김 명상을 간단히 시작하는 법을 알려드릴게요.

첫째, 편안하고 조용한 장소를 찾으세요. 의자에 앉아도 되고, 바닥에 앉아도 됩니다. 중요한 것은 척추를 편안하게 세우고 몸에 힘을 빼는 것입니다. 마치 줄로 머리끝을 살짝 당기는 것처럼 상상해보세요. 바로 앉기 힘들면 처음에는 기대어 앉아도 좋습니다.

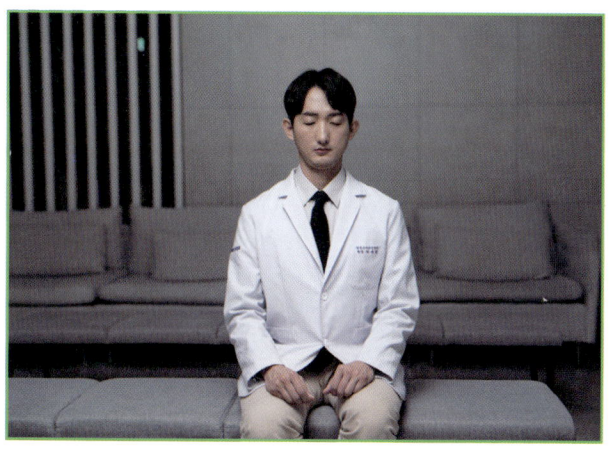

명상은 어지럼을 치료하는 뇌 훈련 중 하나입니다.

둘째, 눈을 부드럽게 감거나 살짝 뜨고 호흡에 집중합니다. 숨이 들어오고 나가는 것을 그저 관찰하세요. 코끝이나 배의 움직임 중 마음 가는 데로 주의를 기울이면 됩니다. 셋째, 어지럼 같은 불편한 감각이 찾아오더라도 내버려두세요. 마치 기분 좋은 바람이 스쳐 지나가듯, 그 감각을 알아차리고 지나가게 두세요. '아, 지금 어지럽네' 하고 인정하면서도, 판단하거나 휘둘리지 않는 연습을 하는 것입니다.

처음에는 3분부터 시작하세요. 사실 시간은 중요하지 않습니다. 꾸준히 하다 보면 자연스럽게 10분, 15분으로 늘어날 것입니다. 타이머를 맞추고 시작하면 시간 걱정 없이 집중할 수 있습니다.

> **마음 챙김 명상을 하는 구체적인 방법**
> 1. 편안한 장소에서 조용히 앉거나 눕습니다.
> 2. 눈을 감거나 살짝 뜹니다.
> 3. 자연스러운 호흡에 집중합니다. 숨이 들어오고 나가는 것을 느껴보세요.
> 4. 어지럼이나 생각, 감정이 떠오르면 판단하지 말고 그대로 관찰합니다.
> 5. 다시 호흡에 집중합니다.
> 6. 3분 정도로 시작해서 점차 시간을 늘려갑니다.

명상 중에 잡생각이 드는 것은 자연스러운 현상입니다. 저도 1분도 지나기 전에 잡생각이 떠오릅니다. 나도 모르게 생각에 집중하다 보면 어느 순간 '내가 지금 다른 생각에 빠졌구나' 하고 알아차리게 됩니다. 그래도 내 생각을 판단하려 하지 마세요. 알아차리고 난 후 다시 부드럽게 호흡으로 주의를 돌리면 됩니다. 이것이 바로 마음 챙김의 핵심입니다.

아침에 일어나자마자 또는 자기 전에 명상하는 것이 습관 만들기에 좋습니다. 저는 식사 후 점심시간을 선호합니다. 처음에는 어색하고 효과가 없는 것 같아도, 한 달만 꾸준히 해보시기를 바랍니다. 마음 챙김 명상은 어지럼을 완전히 없애주는 마법 같은 치료법은 아닙니다. 하지만 증상과 함께 살아가는 방법, 덜 힘들게 지내는 방법을 알려주는 소중한 도구가 될 것입니다. 최근에는 명상 가이드 앱도 다양하니, 처음에는 앱을 사용하는 것을 추천해드립니다. 유튜브 명상 영상을 보고 시작하셔도 좋습니다.

먹기만 하면 좋아진다는 영양제, 정말 효과 있을까?

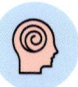

"어지럼이 또 생기지 않게 하려면 어떤 영양제를 먹어야 할까요?"

많은 분이 묻는 말입니다. 특히 이석증을 겪은 환자들은 재발이 무서워 영양제에 많은 관심을 가집니다. 얼마 전 진료실을 찾은 한 40대 남성분은 어지럼 재발을 예방하겠다며 6가지가 넘는 영양제를 매일 먹고 있었습니다. 안타까웠던 것은 정작 가장 중요한 운동은 하지 않고 계셨다는 점입니다.

영양제는 결코 만병통치약이 아닙니다. 영양제는 말 그대로 '보조제'입니다. 영양소가 부족한 경우에 일부 도움이 될 뿐입니다. 미국에서 약 39만 명을 20여 년간 관찰한 영양제 관련 최신 연구에서는, 매일 비타민제를 먹은 사람들이 그렇지 않은 사람보다 사망률이 조금 더 높았습니다. 임신기, 수술 후 회복기 등 특정 상황을 제외하고는 영양제가 도움이 되지 않았습니다. 영양제보다 훨씬 더 중요한 것은 '음식'입니다. 자연식품을 통해 섭취하는 영양소가 몸에 유익하다는 것은 여러 연구에서 조사된 사실입니다.

어지럼 관리의 기본은 생활 습관입니다. 규칙적인 운동과 활동, 충분한 수면, 스트레스 관리, 균형 잡힌 식사가 핵심입니다. 이런 원칙이 지켜지지 않은 상태에서 영양제만 복용하는 것은 효과를 기대하기 어렵습니다.

영양제는 반드시 과학적 근거를 확인해야 합니다. SNS나 유튜브에서 흔히 볼 수 있는 '이것만 먹으면 좋아진다'라는 과장된 광고나 후기는 주의가 필요합니다. 제 유튜브 채널에도 '이석증 영양제', 'BPPV 영양제' 등을 홍보하는 광고 댓글이 자주 달립니다. 광고임을 숨기고 일반 후기처럼 보이게 하거나, 자동화 프로그램으로 여러 채널에 동일한 내용을 올리는 경우가 많습니다. 검증되지 않은 영양제로 인해 피해를 보시는 분들이 생기지 않을까 걱정됩니다.

알아야 할 것은 영양제가 개인별로 다르게 작용한다는 것입니다. 같은 비타민D를 먹어도, 혈중 농도가 낮은 사람에게는 효과가 있지만, 충분한 사람에게는 별다른 효과가 없습니다. 따라서 영양제는 자기 몸 상태에 맞게 필요한 것만 골라서 섭취하는 것이 바람직합니다. 영양제를 먹는다고 해서 건강해지는 것이 아니라, 내 몸에 정말 필요한 것이 무엇인지 찾아서 적절하게 보충하는 것이 중요합니다.

이상적인 것은 자연에서 영양소를 얻는 것입니다. 가능하다면 영양제보다는 식품을 통해 영양소를 섭취하세요. 비타민D는 햇빛을 쐬고, 마그네슘은 녹색 채소와 견과류로, 오메가3는 등 푸른 생선으로 보충할 수 있습니다. 영양제는 부족한 것을 채우는 '보조제'일 뿐, 치료제가 아닙니다. 각종 영양제에 대한 의학적 근거들을 알려드릴 테니 읽어보시고 꼭 필요한 것만 드셔보세요.

1. 비타민D와 칼슘

어지럼과 관련해 최근 각광받는 영양제는 비타민D와 칼슘입니다. 한 연구에서 혈중 비타민D 수치가 20ng/mL 이하로 낮은 환자들이 비타민D와 칼슘 영양제를 복용했더니 이석증 재발률이 24% 감소했습니다. 이석을 건강하게 유지하려면 이 2가지 영양소가 꼭 필요한 것이죠.

하지만 이것이 모든 사람이 비타민D와 칼슘을 무조건 복용해야 한다는 뜻은 아닙니다. 연구 결과를 들여다보면, 효과가 있었던 것은 비타민D가 부족했던 환자들이었습니다. 혈중 비타민D 수치가 정상인 사람들에게는 추가 보충이 별다른 도움이 되지 않았죠.

- 혈액검사로 비타민D 수치 확인 후 복용하는 것이 좋음
- 일반적으로 6~12개월 복용
- 하루 800~1,000IU 정도 권장

2. 은행잎 추출물

은행잎 추출물은 병원에서도 흔히 처방하는 영양제입니다. 뇌 혈류를 개선하고 어지럼을 완화하는 데 도움이 될 수 있다는 연구들이 있습니다. 특히 노인성 어지럼이나 만성 전정 질환에서 두드러진 효과를 보였죠. 하지만 그리 큰 효과가 있다고 보기는 어려우니 꼭 복용할 필요는 없습니다.

은행잎 추출물의 권장 용량은 다음과 같습니다.
- 표준 용량 : 하루 120~240mg

- 복용 기간 : 8~12주 이상
- 복용 방법 : 하루 1~2회

3. 비타민B

비타민B군은 신경 건강에 필수적인 영양소입니다. 비타민이 부족해서 신경 질환이 생기는 경우는 드무니 일반적인 경우를 걱정할 필요는 없습니다. 그러나 간혹 위 절제 수술 후 비타민 흡수가 잘 안되거나, 알코올 의존이 있어서 식사 없이 술을 과하게 먹을 때 생긴 신경 손상이 있는 경우가 있습니다.

비타민B12가 부족하면 말초 신경병이 생길 수 있고, 어지럼도 있을 수 있습니다. 급성 어지럼이 있는 사람은 비타민B12가 더 부족하다는 연구가 있습니다. 반대로 비타민B12가 부족할 때 나타날 수 있는 증상으로 어지럼, 실신, 저림, 피로 등이 보고된 적도 있습니다.

비타민B1(티아민)은 알코올 의존이 있는 경우와 심각한 영양 결핍이 있을 때 부족할 수 있습니다. 비타민B1이 부족하면 심각한 뇌 손상인 베르니케 뇌병증이 올 수가 있는데, 그 초기 증상으로 어지럼이 발생할 때가 있습니다.

비타민B군의 권장 용량은 다음과 같습니다.
- B12 : 일반 예방 용량 2.4mcg/일, 결핍 치료 용량 100~400mcg/일
- B1 : 50~100mg/일
- B6 : 50~100mg/일 (200mg/일 이상 장기 복용은 신경병증 위험)

4. 마그네슘

마그네슘은 신경과 근육 기능에 중요한 미네랄입니다. 심한 마그네슘 결핍은 어지럼을 유발할 수 있지만 곡물, 콩, 견과류, 채소 등에 마그네슘이 충분히 들어 있어 실제 진료를 보면서 마그네슘 결핍 환자를 볼 일은 거의 없었습니다. 그러니 큰 걱정은 필요 없습니다. 저는 주로 두통 예방 목적으로 마그네슘을 처방합니다.

- 마그네슘 : 예방 용량 300~400mg/일, 치료 용량 400~600mg/일

5. 오메가-3

오메가-3는 뇌혈관 건강에 도움이 되기는 하지만, 어지럼에 대한 직접적인 효과보다는 전반적인 심장과 뇌혈관 건강을 개선하는 방향으로 도움이 됩니다. 고지혈증이나 혈류장애가 이석증, 뇌경색에 의한 어지럼 등을 증가시키기 때문에 중성지방이 다소 높은 경우 오메가-3가 도움이 될 수 있습니다.

어지럼에 도움이 되는 영양제

영양제	주요 효능	하루 권장 용량	특이 사항
비타민D, 칼슘	·이석증 재발률 감소 ·칼슘 흡수/대사 조절	·비타민D : 800-1,000IU ·칼슘 : 800-1,200mg	·혈중 비타민D 부족 시 효과적 ·3개월 이상 복용 권장
은행잎 추출물	·뇌 혈류량 개선 ·혈액 점도 감소 ·미세순환 개선 ·어지럼 완화 ·항산화 작용	·120-240mg	·꾸준히 복용해야 효과 ·인지기능 장애 예방 효과 있음
비타민B12	·신경 유지에 필수 영양소 ·어지럼 개선 ·전정기능 개선	·예방 : 2.4mcg ·결핍 시 : 1,000mcg (4-12주) ·유지: 100-400mcg	·결핍 시 어지럼 위험 2.1배 증가
비타민B1	·부족 시 신경 손상	·50-100mg	·술을 많이 마신다면 필수
마그네슘	·신경 안정화 기능 ·신경전달물질 조절 ·어지럼 개선	·예방 : 300-400mg ·치료 : 400-600mg	·수면 개선, 편두통 완화
오메가-3	·중성지방 감소 ·뇌 혈류 개선 ·염증 감소 ·인지기능과 균형감각 개선	·EPA+DHA : 1,000-2,000mg	·식사로 섭취하는 것도 중요

어지럼 약물의 문제
- 의존성과 부작용

　의외로 어지럼 응급약에 의존하는 경우가 꽤 많습니다. 이런 분들은 약을 먹으면 어지럼이 좀 낫지만, 안 먹으면 심한 어지럼이 생겨 약을 도저히 끊지 못합니다. 약을 먹어서 어지럼이 완전히 없어진다면야 다행이지만 대부분 몇 시간이나 하루 정도 일시적으로 어지럼을 덜 느끼게 해줄 뿐입니다. 거기다 약효가 떨어지기 시작하면 더 심한 어지럼을 유발합니다. 담배나 진통제 중독과 비슷한데, 금단 증상으로 어지럼이 심해지는 것입니다.

　모든 어지럼약이 그런 것은 아닙니다. 응급약, 즉 약 효과가 빠르고 일시적인 어지럼 완화만 나타내는 약들이 그렇습니다. 좀 더 길게 복용해서 치료 효과를 나타내는 약들은 적절히 잘 처방받아 복용하면 의존을 크게 걱정할 필요는 없습니다.

　대표적인 어지럼 응급약은 멀미약 혹은 보나링이라는 이름으로 잘 알려진 디멘히드리네이트(Dimenhydrinate)입니다. 이 약은 평형감각을 일시적으로 안정시키는 역할을 합니다. 그래서 어지럼이 좋아지는데 특히 전정기관 문제로 생기는 이석증, 전정신경염, 메니에르병, 신경혈관성(편두통성) 어지럼 등에 효과가 있습니다.

벤조디아제핀(Benzodiazepine)계 신경안정제도 비슷한 역할을 합니다. 전반적인 신경계 기능을 안정시켜 어지러운 느낌을 진정시키고 약간 졸린 느낌이 들게 합니다. 더불어 불안과 공포감을 줄여줘 급한 어지럼 상황에서 도움이 됩니다.

급성 어지럼에 도움 되는 약으로 항구토제도 있습니다. 어지러울 때면 메스껍거나 토를 하는 경우가 있습니다. 어지럼 자체보다 구토가 더 힘들 때도 있기에 항구토제도 증상 완화에 도움이 됩니다.

어지럼 약 종류

구분	대표 성분	장점	단점	주의 사항
전정기능 억제제	디멘히드리네이트 (보나링)	· 빠른 증상 완화 · 어지럼 감소 효과 우수	· 졸음 · 입 마름 · 시야 흐림	· 장기간 복용할 경우 의존 위험 · 운전 및 기계 조작 주의
신경안정제	디아제팜, 로라제팜(아티반), 알프라졸람 (자낙스, 알프람), 에티졸람(데파스)	· 어지럼과 불안 동시 완화 · 빠른 진정 효과 · 주사 투여 가능	· 심한 졸음 · 의존성 위험 · 넘어짐 위험	· 단기간만 사용 · 운전 주의 · 갑자기 중단 금지
구토억제제	메토클로프라미드	· 구역감 빠른 완화 · 소화기능 개선	· 입 마름 · 변비 · 불면	· 고령자는 소량 사용 · 파킨슨 증상 주의
교감신경 억제	프로프라놀롤	· 빠르게 작용 · 두근거림 억제	· 맥박 느려짐 · 종종 나른함	· 천식이 있으면 금기

한 60대 남성분은 3년 전 처음 이석증이 생겼을 때 복용하기 시작한 약을 아직도 매일 먹고 계셨습니다. "처음에는 하루 3번 먹었는데, 지금

은 하루 한두 번으로 줄였어요. 하지만 약을 안 먹으면 너무 어지러워서 끊을 수가 없네요. 제게 잘 맞는 약인 것 같아요." 이는 분명한 '약물 의존' 상태입니다.

급성 어지럼약은 말 그대로 어지러울 때 일시적으로만 먹는 것이 좋습니다. 그 이유는 다음과 같습니다.

첫 번째로 전정신경염일 경우 멀미약이나 신경안정제로 신경계 기능을 떨어뜨리는 것은 오히려 신경의 회복과 적응 과정을 방해합니다. 그리고 양쪽 전정신경의 균형을 맞추기 위해서는 어지럼을 느끼는 것이 더 빠른 회복에 도움이 됩니다. 넘어지더라도 자꾸 걸어야지만 더 빨리 걸을 수 있는 아기처럼 약간의 어지럼은 감수해야 합니다.

두 번째로 이 약을 오래 먹으면 뇌가 약에 의존한다는 점입니다. 처음에는 이석증, 전정신경염 등 평형기관의 문제로 어지럼이 생겼는데 시간이 지나면서 약 금단 증상으로 어지럼이 생깁니다. 뇌가 약 없이는 평형감각을 제대로 조절하지 못하고, 약이 없으면 불안과 공포가 올라옵니다. 결국 약을 먹어야지만 일상생활이 가능합니다.

제가 본 한 50대 환자분의 경우, 2년 동안 보나링을 복용하다가 아침에 약을 잊고 직장에 출근한 날 서서히 심한 어지럼과 구역감이 시작되어 결국 조퇴했습니다. 약물 의존의 전형적인 모습입니다.

그래서 급성 어지럼이 생겼다면 3일 이내로만 약을 복용하고, 이후에는 정말 심한 증상이 있을 때만 먹어야 하는 것입니다. 또한 복용 시에는 약간의 졸음이 생길 수 있어서 운전이나 기계 작동에 주의가 필요합니다.

이미 장기간 약을 복용 중이라면 갑자기 중단하지 마세요. 빨리 줄이려다 어지럼이 확 심해질 수 있습니다. 제가 진료했던 분도 천천히 약을 조절해 3개월의 치료 끝에 약을 완전히 끊을 수 있었습니다. 어지럼 재활 운동과 생활 습관 교정을 하고, 약물 의존을 줄이는 데 도움이 되는 다른 안전한 약을 복용하기 시작하며 멀미약을 서서히 줄였습니다. 이후에는 멀미약을 먹지 않고도, 어지럼 없이 잘 지내고 있습니다.

급성 어지럼약은 일시적인 효과일 뿐이지 근본 치료는 아닙니다. 어지럼에는 앞서 내내 이야기했듯 근본 치료가 가장 중요합니다.

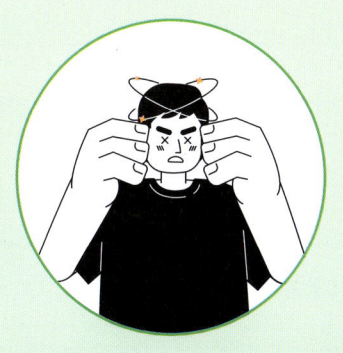

이석증 겪어본 신경과 전문의의
어지럼증 해결법

어지럼 극복 혁명

제1판 1쇄 2025년 4월 30일

지은이 박재현
펴낸이 한성주
펴낸곳 ㈜두드림미디어
책임편집 김가현, 배성분
디자인 김진나(nah1052@naver.com)

㈜두드림미디어
등 록 2015년 3월 25일(제2022-000009호)
주 소 서울시 강서구 공항대로 219, 620호, 621호
전 화 02)333-3577
팩 스 02)6455-3477
이메일 dodreamedia@naver.com(원고 투고 및 출판 관련 문의)
카 페 https://cafe.naver.com/dodreamedia

ISBN 979-11-94223-66-5(03510)

책 내용에 관한 궁금증은 표지 앞날개에 있는 저자의 이메일이나
저자의 각종 SNS 연락처로 문의해주시길 바랍니다.

책값은 뒤표지에 있습니다.
파본은 구입하신 서점에서 교환해드립니다.